Vivendo na luz
IOGA para a AUTORREALIZAÇÃO

DEEPAK CHOPRA

SARAH PLATT-FINGER

Vivendo na luz
IOGA para a AUTORREALIZAÇÃO

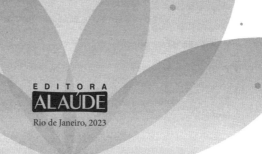

EDITORA
ALAÚDE
Rio de Janeiro, 2023

Vivendo na luz

Copyright © 2023 da Starlin Alta Editora e Consultoria Eireli.
ISBN: 978-85-7881-635-3

Translated from original Living in the Light Copyright © 2023 by Deepak Chopra. ISBN 978-0-593-23542-3. This translation is published and sold by Random House, a division of Penguin Random House LLC, the owner of all rights to publish and sell the same. PORTUGUESE language edition published by Starlin Alta Editora e Consultoria Eireli, Copyright © 2023 by Starlin Alta Editora e Consultoria Eireli.

Impresso no Brasil — 1ª Edição, 2023 — Edição revisada conforme o Acordo Ortográfico da Língua Portuguesa de 2009.

Dados Internacionais de Catalogação na Publicação (CIP) de acordo com ISBD

C549v   Chopra, Deepak

Vivendo na luz: Ioga para a autorrealização / Deepak Chopra, Sarah Platt-Finger ; traduzido por Beatriz Zaparoli ; ilustrado por Stephanie Singleton. – Rio de Janeiro : Alaúde, 2023.
288 p. ; 15,7cm x 23cm.

Tradução de: Living in the Light
Inclui índice.
ISBN: 978-85-7881-635-3

1. Ioga. I. Platt-Finger, Sarah. II. Zaparoli, Beatriz. III. Singleton, Stephanie. IV. Título.

2023-1351   CDD 181.45
                 CDU 294.527

Elaborado por Odílio Hilário Moreira Junior - CRB-8/9949

Índice para catálogo sistemático:
1. Ioga 181.45
2. Ioga 294.527

Todos os direitos estão reservados e protegidos por Lei. Nenhuma parte deste livro, sem autorização prévia por escrito da editora, poderá ser reproduzida ou transmitida. A violação dos Direitos Autorais é crime estabelecido na Lei nº 9.610/98 e com punição de acordo com o artigo 184 do Código Penal.

A editora não se responsabiliza pelo conteúdo da obra, formulada exclusivamente pelo(s) autor(es).

Marcas Registradas: Todos os termos mencionados e reconhecidos como Marca Registrada e/ou Comercial são de responsabilidade de seus proprietários. A editora informa não estar associada a nenhum produto e/ou fornecedor apresentado no livro.

Erratas e arquivos de apoio: No site da editora relatamos, com a devida correção, qualquer erro encontrado em nossos livros, bem como disponibilizamos arquivos de apoio se aplicáveis à obra em questão.

Acesse o site **www.altabooks.com.br** e procure pelo título do livro desejado para ter acesso às erratas, aos arquivos de apoio e/ou a outros conteúdos aplicáveis à obra.

Suporte Técnico: A obra é comercializada na forma em que está, sem direito a suporte técnico ou orientação pessoal/exclusiva ao leitor.

A editora não se responsabiliza pela manutenção, atualização e idioma dos sites referidos pelos autores nesta obra.

Produção Editorial Grupo Editorial Alta Books	**Coordenação Comercial** Thiago Biaggi	**Assistente da Obra** Caroline David	Beatriz Frohe Betânia Santos Brenda Rodrigues
Diretor Editorial Anderson Vieira anderson.vieira@altabooks.com.br	**Coordenação de Eventos** Viviane Paiva comercial@altabooks.com.br	**Produtores Editoriais** Illysabelle Trajano Maria de Lourdes Borges	Erick Brandão Elton Manhães Fernanda Teixeira
Editor Ibraíma Tavares ibraima@alaude.com.br Rodrigo Faria rodrigo.fariaesilva@altabooks.com.br	**Coordenação ADM/Finc.** Solange Souza **Coordenação Logística** Waldir Rodrigues	Paulo Gomes Thales Silva Thiê Alves **Equipe Comercial** Adenir Gomes	Gabriela Paiva Henrique Waldez Karolayne Alves Kelry Oliveira Lorrahn Candido Luana Maura
Vendas ao Governo Cristiane Mutús crismutus@alaude.com.br	**Gestão de Pessoas** Jairo Araújo	Ana Claudia Lima Andrea Riccelli Daiana Costa Everson Sete	Marcelli Ferreira Mariana Portugal Matheus Mello Milena Soares
Gerência Comercial Claudio Lima claudio@altabooks.com.br	**Direitos Autorais** Raquel Porto rights@altabooks.com.br	Kaique Luiz Luana Santos Maira Conceição Nathasha Sales Pablo Frazão	Viviane Corrêa Yasmin Sayonara **Marketing Editorial** Amanda Mucci Livia Carvalho
Gerência Marketing Andréa Guatiello andrea@altabooks.com.br		**Equipe Editorial** Ana Clara Tambasco Andreza Moraes Beatriz de Assis	Pedro Guimarães Thiago Brito

---

Atuaram na edição desta obra:

Tradução
Beatriz Zaparoli

Codisque
Rafael de Oliveira

Revisão Gramatical
Tatiane Diniz

Diagramação
Rita Motta

Capa
Cesar Godoy

Editora afiliada à:

Rua Viúva Cláudio, 291 – Bairro Industrial do Jacaré
CEP: 20.970-031 – Rio de Janeiro (RJ)
Tels.: (21) 3278-8069 / 3278-8419

ALTA BOOKS
GRUPO EDITORIAL

www.altabooks.com.br — altabooks@altabooks.com.br
Ouvidoria: ouvidoria@altabooks.com.br

Para todos que aspiram a viver na luz

SUMÁRIO

PARTE I
Por Deepak Chopra

Visão Geral: Raja Ioga e a Luz da vida	*3*
Semana 1: Inteligência Social	*19*
Semana 2: Inteligência Emocional	*35*
Semana 3: Trazendo a Luz para o Seu Corpo	*52*
Semana 4: Energia Vital	*67*
Semana 5: Permanecer na Luz	*83*
Semana 6: O Poder da Atenção	*102*

PARTE II
Por Sarah Platt-Finger

Os Asanas	*121*
Posfácio	*263*
Agradecimentos	*269*
Índice	*271*
Sobre os Autores	*277*

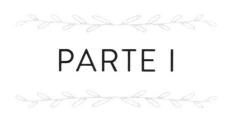

PARTE I

Por Deepak Chopra

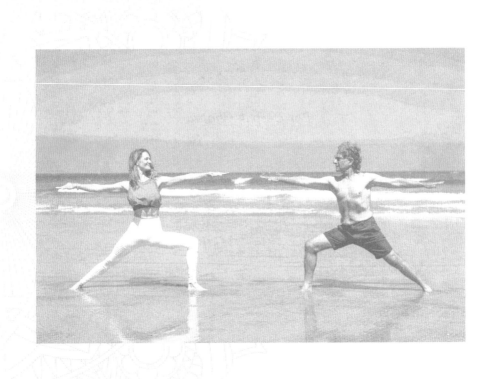

VISÃO GERAL

RAJA IOGA E A LUZ DA VIDA

Independentemente do que você esteja fazendo para melhorar a sua vida, a Raja Ioga (ou também Ioga Real) pode trazer tudo o que você deseja e mais.

No parágrafo acima está a essência deste livro, uma promessa grandiosa que atravessa uma questão de crença. Há séculos, na Índia, um caminho para a realização, que realmente funciona, foi descoberto. Em sânscrito, é chamado de Raja Ioga, *Raja* significa "majestoso", "real" ou simplesmente "o melhor". *Ioga Real* é uma maneira esplêndida de chamá-la. Meu objetivo é mostrar a você por que e como o caminho da Raja Ioga é o melhor e mais importante de todas as tradições da Ioga, explicando tudo em termos que se aplicam às pessoas modernas e à vida cotidiana. Pelo que sei, essa finalidade é única, eu, pelo menos, nunca encontrei outro livro que conseguisse isso.

Estamos falando de transformação pessoal que vai além de qualquer estilo de vida que você escolha seguir, além de qualquer abordagem de bem-estar e cura, além de qualquer fé ou religião. A Raja Ioga é universal e completa.

O termo *Ioga* da *Raja Ioga* precisa de um pouco de esclarecimento a princípio. A palavra *Ioga* do sânscrito básico significa simplesmente levar o jugo, juntar ou unir (a palavra *jugo* pode remontar diretamente os antepassados). Na minha parte do livro (Parte I), quando falo sobre *Ioga*, quero dizer o *sistema completo* de Ioga, ou seja, a união de todos os aspectos da vida — físico, emocional e espiritual. Apenas uma parte de todo o sistema de Ioga contém os exercícios que as pessoas aprendem nas aulas de ioga (colocarei a parte dos exercícios em letras minúsculas e me referirei ao sistema de Ioga com I maiúsculo). O sistema costuma ser chamado de "filosofia da Ioga", mas essa frase simplifica toda a ideia. Na Ioga Real, nenhum aspecto da existência é deixado de fora. Todo mundo está acostumado a dividir a vida em partes distintas: mente, corpo, emoções, trabalho, família, relacionamentos e assim por diante. Essas são divisões úteis, é claro. A experiência de ir ao médico, à academia ou à aula de ioga pode ser colocada no compartimento denominado "corpo". Criar um filho, sair de férias com a família e planejar a aposentadoria podem ser colocados no compartimento denominado "família". Por mais natural que pareça dividir a vida dessa maneira, esse tipo de categorização cria um problema que atinge o cerne da existência.

A Raja Ioga afirma que essas divisões são falsas para a totalidade da vida. Existem possibilidades encobertas que você nunca alcançará, uma intensidade de realização que você nunca experimentará se a sua vida for fragmentada bem como um pão cortado em fatias perfeitas. Imagine-se seguindo certos rituais e hábitos do seu dia — você se levanta, toma o café da manhã, vai trabalhar, liga para os amigos, realiza atividades com a família e assim por diante. Reserve um momento para visualizar alguns aspectos específicos que podem tornar seu dia mais satisfatório. Talvez um amigo lhe conte uma notícia boa, você conclua um projeto no trabalho ou observe seu filho ou cônjuge sorrir para você e sinta uma onda de amor.

Se você retroceder essas experiências e avaliá-las através do prisma da Ioga, cada evento poderá parecer o mesmo em um primeiro momento. No entanto, se você praticar a Raja Ioga, o seu interior sofrerá uma transformação: você descobrirá que está vivendo na luz. O efeito é abrangente, porque se há vida, deve haver luz.

O que é a luz? Para alguns, este é um termo espiritual vago que conota religião. Um cristão pode pensar na frase: "Não se acende uma luz para colocá-la debaixo de uma cesta de alqueire" ou na declaração de Jesus a seus discípulos: "Vocês são a luz do mundo". Na tradição rabínica do judaísmo, a presença divina é a Shekinah, que traz a luz de Deus ao mundo quando permeia uma pessoa devota ou santa. Em muitas tradições, os seres angélicos são criaturas de luz, e as pessoas santas emanam (física ou simbolicamente) uma luz branca pura.

A Raja Ioga transcende essas conotações religiosas enquanto abraça seu significado mais profundo. "Luz" é pura consciência, é a consciência cósmica que cria e mantém o universo e tudo nele. Em termos práticos, viver na luz é viver conscientemente, e o objetivo da vida é viver *apenas* na luz, rejeitando toda forma de ignorância, dor e sofrimento.

ONDE ESTÁ A SUA LUZ?

Após a leitura feita até agora, você pode estar descrente ou inspirado. Algo tão abrangente quanto a Ioga Real parece estranho, no mínimo. Não estou apresentando esses conceitos do ponto de vista de um verdadeiro crente, porque a visão da tradição da Ioga não é um conjunto de crenças. É baseada em experiências que todos já estão vivendo. Você já vive na luz; mas simplesmente não mora lá o tempo todo. Muitas pessoas experimentaram felicidade, alegria e, às vezes, até felicidade pura. Mas, por outro lado, existem experiências sombrias que trazem confusão, dor e sofrimento. No entanto, a luz da vida está sempre com você porque a luz é sua própria natureza, seu verdadeiro eu.

A Raja Ioga é única porque busca tornar ideal a vida cotidiana. Há uma alegria infinita como ponto de partida, localizada em seu verdadeiro eu. Sempre que você experimenta pouca ou nenhuma felicidade ou dor e sofrimento reais, apenas uma coisa muda: quão perto você está da luz. Esse conceito define todo o sistema de Ioga, não importa a complexidade de suas tradições na Índia. Existem literalmente milhares de explicações de Ioga, e os mínimos detalhes que trazem podem ser alucinantes. No entanto, podemos eliminar essa problemática focando apenas uma coisa: viver na luz.

É vital entender o que é a vida ideal, de acordo com a Raja Ioga. O que torna sua abordagem tão singular é que nada daquilo alcançado através da Ioga Real é místico ou sobrenatural. O seu "eu" de hoje deve suas experiências mais valiosas ao seu "verdadeiro eu", que já é íntegro e perfeito.

A vida ideal: os dons da Raja Ioga

1. A existência se torna bem-aventurada. Você experimenta um corpo alegre e enérgico; um coração amoroso e compassivo; uma mente alerta e vibrante; e uma leveza do ser.

2. Você controla sua atividade mental. Você pode gerar pensamentos, sentimentos e impulsos que são evolutivos. Você é quem dá significado a eles e, portanto, o mundo inteiro tem significado, conforme a sua visão.

3. Você vê a vida cotidiana como um sonho lúcido, incrivelmente vívido, mas ilusório. Você pode melhorá-lo sem ficar preso a ele.

4. A alegria se torna a única medida de sucesso, porque sua natureza essencial é a felicidade. É o começo e o ponto final de toda jornada.

5. Você entende o que significa prosperar. Você saboreia a diversidade da vida, o que traz riqueza ao longo da sua história.

6. Você reconhece que o ponto de chegada é sempre agora. Você não pode ir para onde já está — essa é a experiência da atemporalidade.

7. Você reconhece que não tem uma individualidade fixa. Sua identidade é única, mas está sempre evoluindo. É o seu carma, mas você não precisa ficar preso a ele.

8. Você entende a gratidão como a resposta mais sensata à existência. É uma loucura acreditar que a existência é um problema.

9. Você reconhece que a existência é luxuosa e abundante.

10. A benevolência se torna uma experiência cotidiana. Revela-se pela forma perfeita como cada experiência se encaixa. Em vez de breves vislumbres de sincronicidade, você a vive em totalidade.

Antes de prosseguirmos, gostaria que você avaliasse suas experiências com a luz. Nada é mais importante do que saber quão afetada a sua vida foi por ela. Faça a autoavaliação a seguir e você começará a se conhecer muito melhor do que a maioria das pessoas.

Dez maneiras de estar na luz

A Ioga pede que você se identifique inteiramente com a luz, o que não acontece de uma só vez. A luz está presente, para começar, em experiências memoráveis. Todo mundo já passou por elas uma vez ou outra. A lista a seguir inclui os tipos mais importantes de experiências.

Para avaliar onde você está agora, leia cada afirmação e circule a resposta que se aplica a você. O intervalo de tempo não é decisivo — algumas experiências podem ser muito recentes; outras nem tanto. A questão é reconhecer momentos de experiência intensificada. Não há respostas certas ou erradas. Apenas avalie sua experiência da forma mais objetiva possível. Em caso de dúvida, escolha a primeira resposta que lhe vier à mente.

1. **Eu experimentei felicidade.** (Exemplos: o auge de um corpo alegre e enérgico; um coração amoroso e compassivo; uma mente alerta e vibrante; uma leveza do ser.)

   - Nunca
   - Raramente
   - Às vezes
   - Frequentemente
   - Não sei

2. **Sinto-me no controle de minha experiência mental** — posso ter pensamentos positivos e criativos sempre que quiser.

   - Nunca
   - Raramente
   - Às vezes
   - Frequentemente
   - Não sei

3. A vida pode parecer um sonho, com algo escondido que é muito real e ainda assim misterioso.

- Nunca
- Raramente
- Às vezes
- Frequentemente
- Não sei

4. Muito mais do que sucesso material, eu avalio a minha vida pelo meu nível de felicidade e alegria.

- Nunca
- Raramente
- Às vezes
- Frequentemente
- Não sei

5. Estou aberto(a) a uma ampla diversidade de experiências — elas dão à minha vida a verdadeira riqueza.

- Nunca
- Raramente
- Às vezes
- Frequentemente
- Não sei

6. Vivo no momento presente, sem reviver o passado ou antecipar o futuro.

- Nunca
- Raramente
- Às vezes
- Frequentemente
- Não sei

7. Eu nado conforme a corrente, adaptando-me facilmente a novas situações.

- Nunca
- Raramente
- Às vezes
- Frequentemente
- Não sei

RAJA IOGA E A LUZ DA VIDA 9

8. **Eu sou grato(a).**
   - Nunca
   - Raramente
   - Às vezes
   - Frequentemente
   - Não sei

9. **Eu enxergo a vida como abundante, que oferece possibilidades incalculáveis de realização.**
   - Nunca
   - Raramente
   - Às vezes
   - Frequentemente
   - Não sei

10. **Eu experiencio coincidências significativas — elas me dizem que tudo acontece por uma razão.**
    - Nunca
    - Raramente
    - Às vezes
    - Frequentemente
    - Não sei

AVALIANDO SUAS RESPOSTAS

Este questionário é sobre ver a si mesmo de acordo com a qualidade de sua vida interior. Estar na luz é o que une essas dez experiências. Se você tem uma vida interior rica, provavelmente marcará "Frequentemente" mais da metade das vezes. Por outro lado, se você costuma responder "Nunca" ou "Raramente", sua vida interior não é satisfatória. A luz ficou bloqueada ou obscurecida. A maioria das pessoas ficará em algum lugar entre a luz e a escuridão. Eles estão cientes de sua vida interior, mas não olham para ela como uma grande fonte de realização.

Para a maioria de nós, as experiências positivas vêm e vão à vontade; temos pouco controle sobre elas. Medos, arrependimentos e lembranças dolorosas parecem ter vida própria. A Ioga nos ensina a mudar a situação por meio dos seguintes passos, que se tornarão hábitos à medida que o livro se desenrola:

Você presta mais atenção ao que está acontecendo dentro de você.

Você percebe qualquer experiência de estar na luz.

Você valoriza essa experiência.

Você começa a se concentrar cada vez mais na luz, aumentando-a em sua vida.

Viver na luz é a melhor maneira de viver. É mais fácil ser consciente do que continuar experienciando as coisas inconscientemente, impulsionado pelo hábito, pela rotina, pelo velho condicionamento e pela negação. O hábito de ser mais consciente se consolidará sem esforço e sofrimento se você tiver em mente que as melhores experiências de sua vida comprovam que você viveu na luz o tempo todo enquanto lutava para chegar lá.

TRINTA DIAS DE IOGA REAL

Você pode escolher quando começar a viver na luz. Os princípios ensinados na Raja Ioga não são difíceis de aprender e, nos próximos trinta dias, podemos cobrir todas as áreas principais para entendimento. Tradicionalmente, essas áreas são chamadas de oito ramos, ou *ashtangas*, da Ioga. Vamos considerá-los como oito estágios de transformação.

Abaixo está um cronograma da jornada. Nossa aventura de trinta dias é dividida em seis semanas, e cada semana apresenta uma atividade diferente — o fim de semana é sua folga, para refletir e absorver tudo o que aprendeu. Eu apresento os nomes sânscritos tradicionais para os oito ramos, mas você não precisa memorizá-los. O importante é o tema de cada semana, começando com Inteligência Social na Semana 1, Inteligência Emocional na Semana 2 e assim por diante. Viver na luz envolve despertar a consciência, camada por camada, até chegar à sua origem, o seu verdadeiro eu, que é a luz da consciência pura.

Aqui está todo o programa em resumo.

Semana 1: Inteligência Social

(Estágio de transformação — Yama)

Na primeira semana, você aprenderá a encontrar a luz em seu mundo social de família, trabalho e relacionamentos. A Ioga Real considera isso a casca externa da existência. Você percorre isso com seus próprios hábitos, rituais, gostos e desgostos. Sua personalidade é sua identidade, que foi adaptada a partir de informações e pressões da sociedade. Ao trazer luz e leveza ao seu eu social, você prepara o caminho para os estágios seguintes da jornada.

Semana 2: Inteligência Emocional

(Estágio de transformação — Niyama)

Na segunda semana, você aprenderá a trazer luz e leveza para sua vida emocional. A Raja Ioga considera este estágio mais interno do que a esfera externa ou social, mas você ainda está envolvido com outras pessoas e seus sentimentos em relação a elas. Quando esses sentimentos são purificados ou trazidos à luz, você não é afetado por outras pessoas que possam desencadear emoções negativas. A vitimização e a codependência não são mais armadilhas como no passado.

Semana 3: Trazendo a Luz para o Seu Corpo

(Estágio de transformação — Asana)

Na terceira semana, você aprenderá a aplicar a consciência ao seu corpo, trazendo luz e leveza à como você sente seu corpo. A Ioga enxerga o corpo como um veículo para a consciência. Assim como um barco transporta você através do oceano, seu corpo o transporta através do oceano da experiência. Todo mundo já está nessa jornada. Mas, em um nível mais sutil, seu corpo está levando você à totalidade e ao seu verdadeiro eu. A Ioga Real ensina você a apreciar esse aspecto, que une corpo e mente em um relacionamento mútuo, o corpo-mente.

Semana 4: Energia Vital

(Estágio de transformação — Pranayama)

Na quarta semana, você aprenderá a conectar sua respiração com cada estado do corpo-mente. A Raja Ioga considera a respiração como portadora da energia vital. Ela dá vida às suas células e aos seus órgãos e traz vitalidade aos seus pensamentos e humores. Em um nível sutil, inspirar e expirar é a ponte entre toda a criação "lá fora" e toda experiência "aqui".

Semana 5: Permanecendo na Luz

(Estágio de transformação — Pratyahara)

Na quinta semana, você aprenderá a fazer da luz a sua base, deixando de entrar e sair dela, mas sempre permanecendo com ela. A Ioga Real considera esta a transformação mais significativa; é como um segundo nascimento. Uma nova existência se abre. Percebendo que você pertence à luz, agora você aceita, sem dúvida, que ser completamente inteiro e curado é seu direito de nascimento.

Semana 6: O Poder da Atenção

(Estágios de transformação — Dharana, Dhyana, Samadhi)

Na sexta semana, os três últimos ramos são combinados porque servem a um único tema: o poder da atenção. Simplesmente prestando atenção a qualquer pensamento, impulso, desejo ou objetivo, você faz com que ele seja realizado. A Raja Ioga considera que conhecimento é poder, e quanto mais profundo for o seu conhecimento sobre a consciência e como ela opera, mais poder você possui. Mas isso não é conhecimento no sentido de informação ou educação, é o conhecimento interior que depende apenas da vivência na luz. O poder criativo da consciência é revelado.

Se quiser, pode pular direto para a Semana 1 da jornada, cujo tema é Inteligência Social. Mas eu gostaria de expandir um pouco mais sobre por que a Ioga é diferente como um método único de autotransformação.

"MUDE A SI MESMO, MUDE O MUNDO"

A Raja Ioga funciona — isso foi comprovado ao longo dos séculos — e a razão pela qual funciona é radical. Na verdade, o princípio básico de todo o sistema de Ioga é tão revolucionário que parece altamente improvável que alguém o siga. O princípio é simplesmente este: o mundo em que pensamos viver é irreal. Como personagens de um filme ou romance, estamos vivendo uma existência fictícia. Sendo irreal, esse mundo que aceitamos causa todo tipo de problema e sofrimento.

Para retornar ao seu verdadeiro eu, você deve entender como se separou ou se perdeu em primeiro lugar. A Ioga coloca a culpa em *vrittis*, uma palavra sânscrita que significa literalmente "redemoinhos", mas que a Ioga usa para descrever toda forma de interferência mental. O texto mais reverenciado na Ioga é o *Yoga Sutras*, de Patanjali, um texto com 195 aforismos (sutras) que delineiam de forma precisa todo o escopo teórico e prático da Ioga. Nenhum ensinamento é mais importante do que aquele referente ao *vrittis*, que aparece logo no início do livro.

Aqui estão os três sutras iniciais.

1. Agora começa uma exposição da Ioga.

2. Ioga é a interrupção, ou acomodação, das mudanças da mente (*vrittis*).

3. Então, o conhecedor é estabelecido em sua própria natureza fundamental.

Essa é toda a nossa jornada em poucas palavras. Quando a mente se acomoda em um estado tranquilo, livre de todo tipo de atividade mental (*vritti*), o verdadeiro eu é revelado. Esse é o caminho básico para a vida ideal. A parte radical, que é bastante explosiva, está dentro da palavra *vritti*, porque, segundo a Ioga, todo estágio intermediário entre você e sua origem é apenas uma mudança da mente. Todo o pacote de obstáculos criado pela mente é conhecido como *maya*, que geralmente é traduzido como "ilusão", mas inclui distrações, enganos e pensamentos e crenças equivocados, todos os quais nos impedem de experimentar o verdadeiro eu.

Esta é uma maneira convincente de olhar para a sua vida? É inegável que a mente cria o sofrimento. A lista de problemas humanos — guerra, crime, medo, depressão, solidão, suicídio — é longa e não pertence a nenhuma outra criatura viva. É a parte sobre o mundo ser irreal que impede todo mundo. "Ande na frente de um ônibus", zombam os céticos. "Então me fale sobre como tudo é irreal."

Você pode pensar que não há resposta plausível para esse desafio. Na verdade, existe, e chegaremos a isso. A Ioga não nos guia para uma ilusão que desaparecerá em uma nuvem de fumaça. Ônibus, montanhas, nuvens, cidades e todos os outros objetos físicos têm seu lugar, não importa qual seja sua visão de mundo. A irrealidade de que a Ioga fala é mais profunda. É um fundamento falso que destrói qualquer coisa que você tente construir sobre ele, como construir um arranha-céu na areia. Não importa o quão bonito, elaborado e arquitetonicamente perfeito seja o arranha-céu, apoiá-lo sobre uma base de areia garante que ele cairá.

Precisamos da Ioga se quisermos ter uma base segura em nossa vida, porque, se não o fizermos, acabaremos pagando um preço em dor e sofrimento. Se você deseja basear sua vida na realidade em vez da ilusão, a Ioga indica o alicerce da existência: a consciência. Na verdade, não vivemos no mundo físico, de acordo com a Ioga. Vivemos no mundo da experiência, que ocorre na consciência. Nada é mais simples.

A realidade "real" é a consciência. Essa verdade nos dá um ponto de partida confiável para sermos transformados. Em seguida, precisamos da motivação para nos fazer seguir em frente. Isso é alimentado por outra ideia radical: mude a si mesmo e você mudará o mundo. Você é o único agente de mudança que realmente importa. Como você cria qualquer mudança? Tornando-se mais consciente. Vale a pena fazer a jornada que nos leva mais fundo na realidade, apenas porque quanto mais consciente você estiver, mais coisas poderá mudar — não apenas o mundo, mas seu corpo, sua mente, suas emoções, suas crenças, seus hábitos, na verdade, qualquer coisa que você possa imaginar.

A Ioga é tão drástica que derruba tudo o que você e eu aceitamos desde a infância. Temos trabalhado ano após ano com base em crenças e suposições completamente vazias. Algumas crenças importam mais do que outras. Essas são conhecidas como "crenças" e, quando estas estão erradas e equivocadas, sempre surgem problemas — se não hoje, então em algum preocupante futuro. Para deixar a ideia mais clara, vou listar as crenças que todos nós levamos para o lado pessoal.

CRENÇAS FALSAS

Eu realmente não importo. Sou pequeno(a), comum e insignificante.

Eu mereço apenas amor finito. No fundo, provavelmente eu não seja amável.

A vida não tem sido justa comigo. Isso porque a vida é injusta.

Se eu não almejar ser o melhor, ninguém mais o fará por mim.

Há muito a temer neste mundo. A autoproteção é muito importante. Se eu mostrar a alguém que sou vulnerável, eles tirarão vantagem. Preciso parecer forte e independente.

As forças da Natureza são todo-poderosas. Terei sorte se algum desastre natural não acontecer comigo.

O universo é um buraco vasto, frio e vazio. A Terra e todos nela são mais insignificantes do que um grão de poeira, um produto de eventos aleatórios que remontam ao Big Bang.

Essas crenças comprometem a vida de todos. Elas estão enraizadas em nós desde o início e se aprofundaram tanto em nossa autoestima que dificilmente são questionadas.

Se você aceitar a irrealidade que a Ioga rejeita, suas crenças parecerão completamente lógicas. Olhe ao seu redor ou veja as últimas notícias. A vida não é injusta? Cada um de nós não merece apenas uma quantidade limitada de amor? A Terra não é um grão de poeira flutuando em um vazio frio e isolado?

Como você verá nos próximos trinta dias, a Ioga Real oferece uma vida ideal baseada em um novo conjunto de crenças básicas. Estas são literalmente o oposto das falsas crenças pelas quais todos temos vivido erroneamente.

CRENÇAS VERDADEIRAS

Sua existência é baseada em um campo infinito de consciência. É a sua fonte.

Seu verdadeiro eu tem acesso a infinitas possibilidades.

Em sua fonte, você está conectado ao amor e à felicidade infinitos.

Seu verdadeiro eu é imune ao medo, à depressão, ao envelhecimento e à morte.

Você está sempre em total segurança. Não há nada com o que se preocupar.

Você não precisa projetar uma imagem de força e independência. Você não precisa projetar nenhuma imagem.

A Terra e tudo o que há nela tem um lugar único na trama da realidade, tecida pela consciência cósmica.

Quando as pessoas leem essas declarações sobre uma vida ideal, elas imediatamente assumem que são apenas as crenças de outra pessoa, como as crenças que fundamentam a religião organizada. Muitos diriam que toda a questão da espiritualidade repousa apenas na crença. É impossível aceitar o Cristianismo a menos que você afirme a divindade de Jesus ressuscitado, ou assim declarou São Paulo em suas cartas às primeiras igrejas. É impossível aceitar o Budismo a menos que você afirme a iluminação de Buda e a existência do Nirvana. Da mesma forma, para aceitar a Ioga, você deve afirmar a sua própria posição infinita na criação. Do ponto de vista da vida cotidiana, isso parece demais para acreditar.

Mas nada sobre a vida ideal é uma crença semelhante às crenças religiosas. O que está em jogo é a realidade. Crenças dizem respeito a como você se *sente* sobre a realidade. Já a Ioga declara como fato de que todo ser humano está inserido em um campo de potencial infinito. Ao espremer nosso potencial infinito em compartimentos pequenos e administráveis, somos culpados apenas de fazer parte da principal corrente dos seres humanos. Mas a Ioga não se importa com o predominante ou sobre como você viveu no passado. Na visão de mundo da Ioga, o infinito está sempre conosco; na verdade, é a nossa fonte. Nada do que fazemos para comprimir nossa vida a um tamanho administrável tem o menor efeito sobre a realidade, e a Raja Ioga é a realidade mais elevada.

SEMANA 1

INTELIGÊNCIA SOCIAL

(Ramo da Ioga: *Yamas*)

NESTA PARTE DA JORNADA

A Ioga Real começa melhorando a sua vida social. Sua interação com outras pessoas reflete muito sobre você. As forças internas se tornam visíveis, e são elas que ditam o que acontece com o seu eu social, o eu que você mostra ao mundo.

Pouquíssimas pessoas olham para os reflexos que a vida lhes dá e veem o que gostariam de ver. Mesmo as pessoas mais próximas a nós não respondem sem acrescentar sua própria inclinação — suas próprias opiniões, expectativas e crenças — ao que dizemos ou fazemos. Começaremos a jornada da Raja Ioga desvendando os reflexos mistos que nosso eu social está criando, porque essa é a única maneira de mudar a forma como nos relacionamos com os outros e como eles respondem a nós. Temos uma escolha: nosso eu social pode ser radiante devido à luz e à leveza, ou pode ser simplesmente uma camada externa, criada para servir nosso ego e destacar a nossa autoimagem.

Resumindo, a Semana 1 é sobre a história que estamos vivendo e sobre como criar uma melhor, uma que reflita os níveis do eu que estão mais próximos de nossa origem.

SEGUNDA-FEIRA

Melhorando a sua história

Comece repetindo silenciosamente o tema de hoje:

Eu crio a paz que me cerca.

Eu crio a paz que me cerca.

Se a sua história de vida foi perfeita até agora, não há necessidade de recorrer à Ioga para aperfeiçoamento. A história pessoal de todos é criada a partir de luz e sombra. Defendemo-nos do sofrimento, que nos faz temer o futuro, e do passado, que traz de volta momentos dolorosos. Essas restrições autoimpostas são o foco do primeiro ramo da Ioga, o qual Patanjali chama de *yamas*, muitas vezes traduzido como "diretrizes" ou "regras de conduta".

Nota: farei uma breve referência a Patanjali e sua principal obra, a *Ioga Sutras*, mas lembre-se de que a terminologia tradicional não é primordial — apenas os resultados são.

Assim que você estiver ciente das restrições que impôs a si mesmo, poderá melhorar sua história. À medida que você progride ramo a ramo na Raja Ioga, chegará o momento em que todas as histórias que você acreditou se desmantelarão. Mas também é verdade que não é possível encontrar a luz quando é você quem as bloqueia, e é isso que as histórias infelizes fazem.

Uma história aprimorada é mais fácil de aproveitar e, portanto, mais fácil de escapar quando necessário. Essa não é uma declaração mística. Se você teve uma infância feliz, é muito mais fácil deixá-la para trás do que uma infância infeliz, que sempre volta para bloquear a felicidade futura.

Toda tradição espiritual descreve a "vida plena" como um objetivo importante, e a Ioga concorda. Os *yamas*, entretanto, não são uma série de ensinamentos éticos. *Viver plenamente* na Ioga significa "trazer a luz da consciência para diminuir os elementos que bloqueiam a realização". Os cinco *yamas*, conforme interpretados para a vida moderna, são as principais chaves para uma vida plena:

1. Tratar a todos pacificamente e sem violência.
2. Agir e falar conforme a sua própria verdade.
3. Agir de forma altruísta, sem inveja, ganância ou cobiça.
4. Irradiar uma presença pura e inocente.
5. Agir com autoconfiança, sem se apegar ou depender de outros.

O foco de hoje é o primeiro *yama*, que pede para você viver em paz com os outros. O objetivo é relacionar-se pacificamente com todos. Essa é a primeira e mais básica melhoria em sua história.

O apelo da Ioga para a não-violência é frequentemente mal compreendido porque as pessoas não se consideram espirituais a menos que experimentem a serenidade e a paz que ultrapassam o entendimento. Com essa ideia em mente, acabam reprimindo a raiva com calma, mesmo quando ela é justificada, fingindo estar mais em paz do que realmente estão e sentindo-se culpados por entrar em discussões e conflitos.

A paz interior é um estado maravilhoso, mas sejamos sinceros: nossa jornada ainda não atingiu esse patamar. O primeiro ramo da Ioga é sobre táticas sociais — usar sua inteligência para trazer mais luz e leveza à história que você está vivendo.

As táticas para criar uma vida pacífica são oferecidas a todos da seguinte forma:

AS PRÁTICAS DE PAZ

Não crie estresse para você e para os outros.

Procure áreas de harmonia em vez de áreas de discórdia.

Assuma a responsabilidade por sua raiva e seu ressentimento. Não os desconte em outras pessoas.

Abandone o hábito de culpar os outros.

Esteja ciente de seu impulso de julgar, criticar e se ofender. Não ceda ao impulso sempre que possível.

Distancie-se de pessoas e situações hostis.

Se você adotar essas práticas, não estará levando uma vida santa. Apesar disso, você terá sucesso na vida plena, o que, neste ponto, é um grande passo em sua evolução.

Exercício

Reserve um tempo para examinar as práticas da paz listadas acima e pergunte a si mesmo honestamente como as está praticando. A inteligência social é uma habilidade e, como todas essas, pode ser aprendida. O aprendizado não acontece de uma só vez, mas em partes, então escolha uma única estratégia da lista e defina sua própria curva de aprendizado. A raiva é uma boa opção, porque, junto com o medo, é uma das duas emoções negativas básicas.

O *Yama* solicita que você seja responsável por sua raiva, não para transmiti-la, liberá-la sobre os desavisados ou canalizá-la como culpa para o outro. Para fazer uso prático deste *yama*, comece a seguir as táticas corretas.

Quando sentir que está ficando irritado, faça uma pausa e pare ao primeiro sinal de que está perdendo a paciência.

Internalize o impulso.

Esteja ciente de sua consciência por apenas um momento.

Fazer uma pausa para estar atento é uma maneira poderosa de neutralizar qualquer comportamento autodestrutivo. Se, mesmo depois de dar um tempo, a sua raiva foi liberada, isso é um sinal de que você começou. Quando estiver mais calmo, pergunte se sua perda de controle melhorou a situação. Caso você consiga ver claramente que não — provavelmente isso piorou a situação — você deu outro passo em direção à consciência interior.

A Ioga ensina que todos os seus comportamentos estão sujeitos ao seu controle. Se você deseja que as práticas pacíficas coloquem a paz sob seu controle, siga os dois passos que mencionei para auxiliar no controle de raiva. Ou seja, faça uma pausa quando perceber que não está agindo pacificamente. No entanto, se você não conseguiu controlar esse comportamento, dê um tempo e pergunte a si mesmo se isso melhorou ou piorou a situação.

Mesmo que eu esteja desenrolando a Ioga uma semana por vez, seus ensinamentos são para toda a vida. As práticas de paz funcionam e elas definitivamente melhorarão sua história. Não se pressione para adotá-las, apenas as transforme em parte de sua consciência à medida que você cresce em inteligência social.

TERÇA-FEIRA

Vivendo a sua verdade

Comece repetindo silenciosamente o tema de hoje:

Eu confio na verdade para me mostrar o caminho.

Eu confio na verdade para me mostrar o caminho.

O segundo *yama* é sobre falar e agir conforme a nossa própria verdade. O eu social é muito bom em distorcer a verdade. Muitos de nós praticam "aceitar para conviver", o que nos ensinou a não dizer o que está em nossa mente. Tememos retaliação se contarmos a certas pessoas a dolorosa verdade sobre suas falhas. Nós estremecemos com a simples ideia de que alguém nos envergonhará ou humilhará expondo nossas próprias falhas. O segundo *yama* aborda o relacionamento confuso que todos nós temos com a verdade.

O problema começa com a diferença entre dois tipos de verdade — verdade relativa e verdade absoluta. Quando vive na luz, a verdade absoluta sustenta você. Por exemplo, é uma verdade absoluta que o amor é eterno, que a vida é infinitamente abundante e deve ser experienciada sem dificuldades. Quando você se funde com seu verdadeiro eu, a verdade absoluta é quem você é.

Mas seu eu social lida com verdades relativas. A verdade relativa causa mais problemas do que resolve; portanto, você precisa usar as táticas certas que se aplicam a esta parte da sua história. Esse tipo de verdade é definido pela situação em que você se encontra. Um pai repreendendo um filho por mau comportamento não é o mesmo que um adulto repreendendo outro adulto. No primeiro caso, a orientação dos pais ensina verdadeiramente o certo e o errado. No segundo caso, a bronca é uma ofensa, pois um adulto não tem o direito de impor seus valores morais a outro.

A verdade relativa não é estável ou confiável, na verdade, está constantemente propensa a discordâncias. Ter certeza de que você está certo e a outra pessoa está errada cria hostilidade infinita em engarrafamentos, e âmbitos religioso, político e familiar. No entanto, cada pessoa justifica sua participação nas discussões considerando que a verdade está ao seu lado. Para aprimorar a sua história nesta área, a Raja Ioga fornece táticas essenciais para aumentar a inteligência social.

AS PRÁTICAS DA VERDADE

Abandone a certeza de que você sempre tem razão.

Compreenda a possibilidade de que todos possuem sua própria verdade.

Agarre-se à sua verdade em silêncio, não se precipite em espelhá-la.

Não transforme as outras pessoas em erradas.

Perceba que sua verdade existe para trazer luz à sua vida e às pessoas ao seu redor.

Não use "estou apenas dizendo a verdade" como disfarce para culpa, crítica e discórdia.

Quando sua verdade for compatível com a luz, ela não criará problemas para você. Quando a sua verdade for um disfarce para o desejo de ferir, criticar e culpar outras pessoas, você nem mesmo estará praticando a verdade relativa — em vez disso, estará mentindo para si mesmo.

Exercício

Dê uma olhada na lista de práticas para viver sua verdade. Observe realmente como você está seguindo essas práticas. O primeiro passo, conforme observado, é fazer uma pausa e impedir a si mesmo de seguir um impulso que pioraria a situação. O segundo passo é refletir, em seguida, se sua resposta ajudou na situação.

Por exemplo, imagine que você está conversando com um amigo ou familiar cujas crenças você discorda fortemente. Os tópicos mais delicados tendem a ser os mais comuns: religião, política e dinheiro. Você sente um impulso de esclarecer todos os pontos a essa pessoa, agindo com a certeza de que você é quem sabe a verdade. Essa certeza é um sinal claro de que você está usando a verdade relativa para os fins errados. Não há chances de você trazer elucidação para a pessoa, em vez disso, estará criando resistência e hostilidade. O nível de estresse aumentará em vocês dois.

Como você sabe que essas reações negativas serão o resultado? A inteligência social lhe diz isso. Golpear alguém com a sua verdade é um exemplo perfeito do que fazer para nunca obter sucesso. Ao se conter, você está escolhendo uma verdade superior, que tem a função de trazer luz a qualquer situação, começando por impedir a escuridão.

QUARTA-FEIRA

Sendo você mesmo

Comece repetindo silenciosamente o tema de hoje:

Eu abraço a minha plenitude.

Eu abraço a minha plenitude.

O terceiro *yama* é sobre agir de forma altruísta, sem inveja, ciúme, ganância ou cobiça. O que torna essa diretriz difícil de seguir é que estamos constantemente comparando nossas histórias com as de outras pessoas. Os ricos, poderosos e talentosos parecem existir para alimentar a inveja e, ao sermos movidos pela ascensão social e pela ambição, esses pontos geralmente aparecem do desejo de não sermos vistos como inferiores ou deixados para trás. Como resultado, "eu quero a sua história em vez da minha" é mais fácil de aceitar do que aprimorar a sua própria.

A Raja Ioga ensina que as histórias são apenas fases. As coisas que você inveja e cobiça não são os valores do verdadeiro eu. Você pode optar por invejar os ricos e famosos, e isso pode lhe dar motivação para lutar e competir por sua chance no pódio, mas você perderá de vista seu foco e determinação ferozes quanto à plenitude da vida.

Embora usemos a palavra *plenitude* para nos referirmos a tudo, desde alimentos integrais até medicina holística, a Ioga tem uma ideia única disso. A visão iogue defende que você já está completo, mas não percebe isso. Ao invés de buscar superar sua luta interior, juntamente das crenças e dos condicionamentos de uma vida inteira, a Ioga Real aconselha apenas uma coisa: ser você mesmo, porque nenhuma outra conduta abrirá caminho para compreender o seu verdadeiro eu.

As práticas dos *yamas* são como um campo de testes para determinar se a visão de plenitude da Ioga realmente funciona. Ao praticar o terceiro *yama*, você elimina a inveja, a ganância e a cobiça simplesmente sendo você mesmo, o que te afasta dos hábitos que o impedem de saber quem você realmente é.

AS PRÁTICAS DE SER VOCÊ MESMO

Pare de se comparar com os outros.

Não dependa da validação de outras pessoas.

Deixe de lado as críticas e os julgamentos dos outros.

Ultrapasse o autojulgamento.

Aceite quem você é e aprecie o que você tem a oferecer.

Dê a todos o espaço para serem eles mesmos.

Considere que todas as pessoas, em sua essência, são plenas.

A chave para essas práticas é viver sem se comparar com ninguém. Embora na Ioga clássica, este *yama* seja especificamente sobre não ser invejoso e cobiçoso, decidi estender o tema para a vida moderna, na qual a mídia de massa nos inunda com motivos para nos sentirmos inadequados. Isso porque não somos tão ricos, bonitos, inteligentes ou talentosos quanto a outra pessoa, o que nos faz sentir a necessidade de adquirir cada vez mais as coisas que nos faltam. O consumismo infinito oferece substitutos para abraçar quem somos. Desejar o próximo iPhone, uma SUV maior, mais canais premium em sua smart TV e todo o resto das coisas materiais chamativas ao nosso redor é um vazio substituto para o verdadeiro eu.

A Raja Ioga não está dizendo para você olhar para sua vida atual e chamá-la de perfeita — os *yamas* procuram aprimorar a sua história. Aborde sua vida com uma atitude de "eu sou o suficiente", em vez de uma atitude de insegurança e carência. A inteligência social defende que um ponto de partida tão negativo não trará uma vida melhor, mas apenas tornará sua vida atual menos gratificante.

Exercício

Você não pode ser você mesmo se estiver constantemente distraído. O exercício de hoje é sobre tornar-se mais consciente dos momentos em que você está estressado, preocupado, sobrecarregado, confuso ou distraído de alguma forma. No momento em que você perceber que está sentindo alguma dessas coisas, tire um tempo para ficar sozinho em um lugar tranquilo.

Respire fundo algumas vezes, feche os olhos e concentre-se nas batidas do seu coração. Observe a sua respiração enquanto inspira e expira. Não tente controlar ou suprimir quaisquer pensamentos que surjam. Não tente mudar nada. Apenas fique à vontade com o momento que estiver acontecendo, porque essa é a base para uma vida em plenitude.

Essa simples prática de concentrar em si mesmo reaparecerá continuamente em nossa jornada. Não importa em qual ramo da Ioga você esteja focado, é crucial que a experiência seja natural e fácil e nada é mais natural ou fácil do que ser você mesmo. Seu senso de identidade é seu companheiro vitalício e trará infinitas recompensas quando você começar a reconhecer o eu que você sente como o seu verdadeiro eu.

QUINTA-FEIRA

O valor da inocência

Comece repetindo silenciosamente o tema de hoje:

Trato cada dia como uma nova realidade.

Trato cada dia como uma nova realidade.

O quarto *yama* trata de transmitir uma presença de pureza e inocência. O contraste com a vida moderna dificilmente poderia ser mais gritante. A inocência é deixada para trás à medida que o tempo avança desde o momento em que nascemos. Nossas experiências nos ensinam sobre os riscos e obstáculos da vida, assim paramos de confiar automaticamente e começamos a desconfiar. A maioria das pessoas concordaria com essa breve descrição, mas a Ioga Real refuta. A realidade é atemporal e não devemos perder elementos como inocência e confiança. Eles desaparecem de nossa vida porque adotamos um esquema com o qual todos concordam, que idealiza a juventude e teme a ação do tempo.

A partir de agora você pode parar de comprar a ilusão de que sua vida é governada pelo relógio e pelo calendário. A luz está sempre presente, assim todo dia é um novo começo e a inocência pode sempre ressurgir. Adote esses princípios e sua atitude seguirá o processo.

Quando aplicada ao seu eu social, a inocência circunda um conjunto de práticas, assim como fazem todos os *yamas*.

AS PRÁTICAS DA INOCÊNCIA

Não traga velhas expectativas para novas situações.

Não tema o presente por causa de experiências ruins do passado.

Pratique a confiança, incluindo a capacidade de confiar em si mesmo.

Esteja sempre aberto a outras pessoas, em vez de ficar na defensiva ou desconfiar delas.

Esteja em sintonia com a vontade das pessoas ao seu redor, não imponha a sua a elas.

Em vez de tentar controlar outras pessoas e os acontecimentos do dia, permita que eles ocorram da maneira que quiserem.

Assim como os outros *yamas*, esses princípios são baseados na inteligência social. Você não almeja mudar suas crenças e seus hábitos internos, por isso que a palavra *tática* é válida. No entanto, existem níveis mais profundos para os *yamas*, e um deles é sobre o uso adequado da energia. A ligação com a inocência não é óbvia, por isso permita-me explicar.

A Raja Ioga ensina que a energia que você gasta durante o dia está sob seu controle e, à medida que você se consegue controlá-la melhor, mais energia é fornecida. Isso se aplica a todo tipo de energia — física, mental e emocional. Um bom exemplo é a energia do amor. O ato de se apaixonar se mostra como um estado caótico, conhecido como "paixão". Quando você está apaixonado, nada importa além da pessoa amada, e todas as suas energias são direcionadas para ela, inclusive a energia sexual. Quando você é pego pela paixão, os outros aspectos da vida cotidiana são negligenciados. No extremo oposto da questão está uma existência sem amor, a alegria e a vibração do sentimento não estão presentes, assim os outros aspectos da vida recebem toda a sua atenção.

No entanto, há um estágio de amor maduro em que há o fluxo constante de energia amorosa e sexual. Nele, duas pessoas compartilham a satisfação e a confiança que o amor maduro traz e o sentimento evolui para níveis mais profundos de carinho e apreciação. Dessa forma, a conexão com a inocência acontece porque ambas as pessoas estão abertas uma à outra, não acumulando velhos ressentimentos, mágoas, desentendimentos e um sentimento de "o mesmo de sempre".

A inocência é o mesmo que não ter compromisso. Sem se apaixonar, você pode tratar todos em sua vida com franqueza e apreço.

Isso é uma marca de inteligência social, porque você está usando sua energia física, mental e emocional sem se exaurir por um lado ou ser governado pela inércia por outro. Na Ioga clássica, o quarto *yama* está associado à castidade sexual, mas para as pessoas modernas, a verdadeira questão não é inocência e pureza sexual, mas o uso correto de todo tipo de energia.

Exercício

Faça uma lista das pessoas e situações com as quais você está desperdiçando sua energia ou usando-a de forma ineficaz. Os resultados são de que seus esforços não estão levando você a lugar nenhum: você se sente exausto, a frustração está sempre presente e você continua se esforçando mas sem obter resultados. Além disso, quase sempre há um acúmulo de baixas expectativas e lembranças de fracassos e frustrações.

Sua lista pode incluir um membro da família que nunca cumpre as responsabilidades, uma criança com quem você se preocupa constantemente ou um colega de trabalho que continua exigindo seu tempo de maneiras triviais.

Agora olhe para a pessoa ou situação do ponto de vista de sua energia e como você a utiliza. Use as categorias de energia física, mental e emocional. Por exemplo, talvez um amigo seu esteja constantemente atrasado e esse comportamento imprudente cause muita irritação a você. Cada vez que o comportamento é repetido, isso o deixa mal-humorado, sentindo-se esgotado e arrependido de ter marcado o encontro.

Mas é importante perceber que sua energia não está sendo sugada ou explorada por outra pessoa, na verdade, você é quem está fazendo isso.

Sua reação deixou de estar em aberto e você passou a buscar, embora silenciosamente, um plano doloroso que complemente o de desconsideração de seu amigo. Sempre há uma maneira melhor de lidar com sua própria energia, de modo que nenhum plano esteja envolvido. Veja as práticas listadas para o quarto *yama* e dê o primeiro passo para aplicar ao menos uma delas. Avalie seu sucesso através do aprimoramento do seu próprio nível de energia — esse é o objetivo deste *yama*.

SEXTA-FEIRA

A alegria de deixar ir

Comece repetindo silenciosamente o tema de hoje:

Não sinto necessidade de segurar ou agarrar.

Não sinto necessidade de segurar ou agarrar.

O quinto *yama* trata de agir com autoconfiança, sem se apegar ou desenvolver dependência nos outros. Não se apegar é sinônimo de deixar ir. Todo mundo já experimentou a sensação de abrir mão depois que não havia mais forças para segurar. O momento de desapego traz um suspiro de alívio; um fardo foi retirado e você está livre para seguir em frente. A experiência de deixar ir é tão gratificante que você se pergunta por que as pessoas fazem o oposto, guardando rancores, ressentimentos, relacionamentos ruins, hábitos autodestrutivos e assim por diante. A Raja Ioga dedica o último *yama* ao não-apego porque a incapacidade de abrir mão é antiga e tem muitos tentáculos.

Seu eu social foi treinado para seguir o plano do ego, que pode ser simplesmente considerado como "focado em mim". Agarramos, nos apegamos e mantemos como um reflexo, nosso padrão para obter mais dinheiro, mais amor, mais experiências prazerosas para evitar a ameaça de perda. Em termos psicológicos, o resultado do apego, como ocorre em um relacionamento, é a codependência. Duas pessoas se apegam uma à outra, mesmo que aquilo que o ego deseja — amor, gratificação sexual, segurança e respeito — não esteja mais sendo entregue. Assim, o hábito do apego assumiu o controle sem necessariamente ter um porquê — algo de positivo para apresentar. "Mas pelo menos estamos juntos" é a lógica por trás dos relacionamentos codependentes.

Por isso, o objetivo da Ioga Real é quebrar o hábito do apego, seja nos estágios iniciais ou tardios. A inteligência social ensina que quando você tem seu próprio espaço e dá espaço aos outros, todos se beneficiam. As práticas de não-apego brotam dessa percepção.

AS PRÁTICAS DE NÃO SE APEGAR

Peça para as outras pessoas o espaço que você precisa. Dê aos outros o mesmo espaço antes que eles precisem pedir.

Não encoraje alguém a se apegar a você por pena ou superioridade.

Pratique a autoconfiança e a independência.

Assuma a responsabilidade por sua vida ao encontrar soluções por conta própria.

Evite relacionamentos em que uma pessoa domina a outra.

Abandone a necessidade de controlar.

Não se apegue a dinheiro e posses. Escolha a generosidade sempre que puder.

Se você colocar em prática essas ações na vida cotidiana, uma mudança começará a ocorrer. Você verá que está se apegando de maneiras que não são produtivas e, na maioria das vezes, são autodestrutivas. É quase impossível seguir o plano do ego de "focado em mim" sem, ao mesmo tempo, se apegar ao que você adquire, seja dinheiro e posses ou status e família.

Os relacionamentos constituem a prova de fogo. A inteligência social é realista, ela reconhece que a maioria das pessoas tem um poderoso traço de dependência. Essas estão mais do que dispostas a serem lideradas por uma pessoa mais forte e dominante e se sentem muito frágeis ou inseguras para serem autoconfiantes. Diante dessa realidade, muitos relacionamentos tratam de encontrar "a outra metade", assim duas pessoas encontram apoio mútuo porque fornecem o que falta à outra pessoa.

Os relacionamentos de caras-metades são talvez os mais comuns e podem trazer uma sensação de segurança e pertencimento. Assim, a armadilha é a ilusão de se tornar inteiro. Duas pessoas incompletas não formam um todo, e a plenitude é o objetivo da Ioga. No entanto, também é possível que, com apoio amoroso, duas pessoas possam encorajar uma à outra a evoluir e preencher a plenitude que se encontra no verdadeiro eu.

Exercício

A tentação de se apegar a outra pessoa é forte quando nos sentimos incompletos internamente. Dê uma olhada em seu cônjuge ou parceiro (se você for solteiro, escolha seu amigo ou familiar mais próximo) e liste as maneiras pelas quais você sente que ele ou ela é melhor do que você. Essa pessoa é mais inteligente, mais criativa, mais popular ou ganha mais? Eles parecem mais autoconfiantes do que você ou mais bem-sucedidos em se dar bem com os outros?

Sua lista mostra onde falta uma peça, um buraco em sua autoestima. Agora pense em maneiras de preencher esses buracos e comece não se apegando à outra pessoa. Claro que é bom admirar seu cônjuge ou amigo por suas qualidades positivas, mas você não é uma esponja que pode absorver essas qualidades, portanto, conquistá-las é a única maneira.

O que você procura em qualquer relacionamento é o respeito mútuo, primeiro de seu cônjuge ou amigo, mas também de outras pessoas, que podem ficar tentadas a pensar: "Ele é inteligente o suficiente para nós dois" ou "Ela tem dinheiro mais do que suficiente para dois". Desigualdade financeira, sucesso no trabalho e posição social desestabilizam um relacionamento mútuo. Por isso, pense em como você pode encontrar algo valioso com o qual possa contribuir; deve ser algo que faça você se sentir mais autossuficiente e digno.

Você não deve alcançar o equilíbrio através da competição — essa tática raramente funciona. Deixe seu parceiro ou amigo aproveitar as qualidades que são especiais sobre eles, enquanto desenvolve as qualidades que tornam você especial. Os valores que mais importam são amor, compaixão, criatividade, serviço, alegria, inteligência, evolução pessoal e autoconsciência. Todos eles pertencem ao seu verdadeiro eu e, quando você busca esses valores como um eu social, começa a se conectar mais intimamente com ele, que é a sua fonte.

EXPLORAÇÃO AVANÇADA

Se você quiser se aprofundar na Ioga clássica, existem muitas fontes de informação sobre os *yamas*, começando com as gratuitas online. Procure os *yamas* pelos nomes sânscritos, que estão logo abaixo com suas respectivas traduções.

Ahimsa: não-violência

Satya: verdade

Asteya: não roubar

Brahmacharya: celibato, castidade

Aparigraha: desapego, abnegação

SEMANA 2

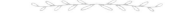

INTELIGÊNCIA EMOCIONAL

(Ramo da Ioga: *Niyamas*)

NESTA PARTE DA JORNADA

Na Semana 1, tratamos do seu eu social, que é como você se apresenta para o mundo e para as outras pessoas. Na Semana 2, passamos para o seu eu emocional, que está relacionado ao seu interior, privado. Só você sabe como se sente e o que te deixa feliz ou infeliz, por isso a jornada da Raja Ioga tem o objetivo de te aproximar cada vez mais do seu verdadeiro eu. Cada passo dado ao longo do caminho torna a luz mais brilhante e remove uma camada de obstáculos mentais (*vrittis*) que a bloqueiam. Essas duas etapas nunca mudam.

O segundo ramo da Ioga apresenta as práticas conhecidas como *niyamas*. Elas são complementares aos *yamas*, já que ambos envolvem a "vida correta". No entanto, os cinco *niyamas* são mais sutis e íntimos. As emoções são um emaranhado de sentimentos positivos e negativos, o que as torna uma área perfeita para aprender a distinguir a luz da escuridão. Isso acontece quando desenvolvemos nossa inteligência emocional. Todo mundo possui inteligência emocional, mas geralmente em um nível parecido com o da infância, assim, nossas emoções vêm e vão sem qualquer tipo de controle consciente.

Antes de poder controlar suas emoções, primeiro você precisa entender o que significa *controle*. Isso não significa suprimir, reprimir ou negar os sentimentos que você considera indesejáveis e não quer experimentar. Em vez disso, o controle emocional, como a Ioga enxerga, significa encontrar o núcleo de felicidade que é o seu verdadeiro eu e retornar a ele e os cinco *niyamas* trazem as habilidades para você realizar isso.

SEGUNDA-FEIRA

Emoções purificadas

Comece repetindo silenciosamente o tema de hoje:

Eu vivo a luz através das minhas emoções.

Eu vivo a luz através das minhas emoções.

Na vida da maioria das pessoas, as emoções as controlam, e não o contrário. O grande aumento da ansiedade e da depressão nas últimas décadas fornece uma forte evidência disso. Portanto, parece estranho, até inacreditável, que a Ioga Real nos peça para controlar nossas emoções. Isso porque não se deve permitir que o medo, a preocupação e a ansiedade percorram a mente à vontade. A dor e a tristeza não devem nos dominar a ponto de nos deixar paralisados e desamparados.

Essas situações ocorrem, de acordo com a Ioga, devido às marcas deixadas no eu emocional. As feridas emocionais são tão reais quanto as físicas, mas as que a Ioga descreve, conhecidas como *samskaras*, são invisíveis e muitas vezes não temos memória de como ou quando ocorreram.

Mesmo sem saber de onde vieram, esses resquícios do seu passado são os obstáculos que bloqueiam a luz. Em termos emocionais, a luz é vivida como alegria. Quando seu eu emocional estiver em contato direto com seu verdadeiro eu, você experienciará a felicidade um estado normal e os cinco *niyamas* trazem as habilidades para você criar essa conexão. Cada habilidade fortalece sua inteligência emocional, como segue:

1. Observar a higiene mental, que purifica as emoções.
2. Aprender a ficar contente, aceitar a si mesmo e aceitar as outras pessoas.
3. Transformar hábitos emocionais antigos e desgastados.
4. Entender claramente que seu verdadeiro eu é real, tangível e poderoso.
5. Reconhecer sua realidade superior e se render a ela.

A Raja Ioga é baseada no poder da consciência, que inclui o poder de curar o passado. Se sua vida emocional está inteiramente focada no presente, o passado é automaticamente curado — você não retorna para aquelas situações vividas. O segredo não é como estar no momento presente — isso ocorre sempre que se concentra em qualquer coisa que esteja diante de você, seja cozinhando um ovo, trazendo uma criança da escola para casa ou cumprindo um prazo no trabalho.

O segredo é permanecer no presente. A mente é lançada para fora da consciência do momento presente por todos os tipos de distrações. Os *niyamas* têm interesse nas distrações emocionais, e o pior delas são as emoções negativas que surgem espontaneamente, incluindo medo, preocupação, vergonha, culpa, raiva e suas relações desagradáveis.

Logo, o primeiro *niyama* trata de purificar suas emoções para livrá-las dessas distrações tóxicas. Até que seja distorcida por *vrittis*, a consciência, por sua própria natureza, é imaculada ou pura. E como isso se relaciona com as emoções? Seu eu emocional é o local onde as velhas feridas são armazenadas como marcas e aquilo que as torna sombrias, como humilhações, vergonha e culpa do passado, são as impurezas que precisam ser curadas.

AS PRÁTICAS DE CURA EMOCIONAL

Privilegie suas emoções positivas.

Rejeite a memória de velhas mágoas.

Encare seus sentimentos honestamente, sem negá-los ou reprimi-los.

Perceba que o passado se foi, restando somente a ilusão da memória.

Busque amizades que acentuem emoções positivas.

Pegue leve consigo mesmo, não se pressionando para mudar.

Olhe para suas emoções com um pouco de desapego. Não as veja como monstros tampouco como coitadas.

Retorne à felicidade sempre que puder.

Desfaça-se de suas velhas respostas emocionais habituais.

Todas essas práticas veem a felicidade como uma realidade permanente e a consciência distorcida como temporária. O que acontece é que nossas emoções negativas são respostas aprendidas. Em algum momento de nosso passado, facilitamos, geralmente de forma sutil, a aparição de tópicos como tristeza, solidão, preocupação, vitimização ou depressão, citando apenas os hábitos emocionais mais comuns. Essas pequenas ações começaram a aumentar significativamente quanto mais dependíamos delas, assim, o que começou como um comportamento defensivo e protetor acabou atingindo um ponto crítico. (A passividade, por exemplo, é uma forma psicológica de fingir de morto, defendendo a si mesmo ao não chamar a atenção.) Depois disso, você treinou seu eu emocional para usar esse comportamento aprendido o tempo todo.

Nesse contexto, a pureza exigida no primeiro *niyama* é uma folha em branco, e as práticas mencionadas são lembretes de que você pode utilizar uma borracha — tudo o que for aprendido pode ser apagado. O oposto da pureza é a toxicidade, e o primeiro *niyama* pode ser expresso como a libertação desse veneno.

AS PRÁTICAS PARA LIMPEZA DE TOXINAS

Exponha-se a pessoas e experiências inspiradoras.

Saia para a Natureza sempre que possível.

Obtenha 8 a 9 horas de sono todas as noites.

Evite a ingestão de toxinas, como álcool, drogas e tabaco.

Mantenha-se longe de amigos e familiares com atitudes negativas persistentes.

Trabalhe em um ambiente feliz e positivo.

Realize atividade física suficiente todos os dias para se sentir flexível e ativo.

Seu corpo tem mecanismos naturais para se desintoxicar, como a ação dos rins, que removem as toxinas do sangue. No entanto, também existe uma ligação mental e psicológica, visto que se constatou que o cérebro usa o sono para limpar os restos tóxicos do dia anterior.

O primeiro *niyama* alcança um nível mais profundo, para o estado espiritual de pureza, que se baseia na consciência pura. Mas *profundo* também significa "ampliado", porque a Ioga ensina que a consciência é a cura máxima, não importa em que nível ela ocorra.

Exercício

Com papel e caneta na mão, repasse as duas listas de práticas para cura emocional e eliminação de toxinas. Avalie a si mesmo sobre o quão bem você acha que está indo em ambas as áreas. Escolha um de seus pontos mais fortes e anote maneiras de aprofundá-lo. Feito isso, escolha agora seu ponto mais fraco e coloque no papel como melhorá-lo.

Talvez o seu ponto mais fraco seja que você permite o retorno de antigas memórias prejudiciais. Você pode mudar essa situação ao adotar o hábito de observar profundamente essas memórias e dizer silenciosamente: "Não preciso mais de você". Você pode sentar e focar uma simples meditação de respiração até que a memória desapareça. Você pode se levantar e dedicar alguns momentos para se alongar e se movimentar, o que geralmente é eficaz para dissipar os pensamentos negativos.

Já os seus pontos fortes provavelmente serão muito mais fáceis de abordar — apenas faça mais daquilo que inspira você, assim, naturalmente experienciará a felicidade. Então, por que realizar esta parte do exercício? Anotar seus pontos fortes é um lembrete para não os considerar garantidos e esquecer de reafirmá-los.

TERÇA-FEIRA

Encontrando a autoaceitação

Comece repetindo silenciosamente o tema de hoje:

Ser eu mesmo traz satisfação.
Ser eu mesmo traz satisfação.

O segundo *niyama* é sobre aprender a ficar satisfeito, aceitar a si mesmo e aceitar as outras pessoas. Um ensinamento básico da Raja Ioga é que você não pode alcançar seu verdadeiro eu sem primeiro fazer as pazes com seus outros eus. A maneira mais fácil de entender isso é olhando para o outro lado: se você está descontente com sua vida emocional, isso recairá sobre os mesmos problemas emocionais repetidamente. Como um ímã, sua mente será atraída para seus sentimentos de raiva, ressentimento, inveja e medo não resolvidos. As marcas do passado (*samskaras*) existem para chamar a sua atenção, não com o objetivo de ferir você, mas para motivá-lo a buscar mudanças.

O descontentamento não é suficiente por si só para levar uma pessoa adiante no caminho espiritual. Você não pode superar a dor emocional remoendo-a; essa é uma ideia básica da inteligência emocional. O problema é que o descontentamento serve apenas para gerar mais descontentamento, por isso deve haver o elemento adicional fornecido pelo segundo *niyama*, que se concentra em encontrar satisfação e autoaceitação aqui e agora.

AS PRÁTICAS DE AUTOACEITAÇÃO

Lembre-se de sua bondade e seu valor. Rejeite qualquer opinião contrária, seja sua própria ou dos outros.

Encontre algo todos os dias para se satisfazer.

Reafirme suas experiências felizes.

Não se debruce sobre suas experiências infelizes.

Esteja perto de pessoas que têm autoestima elevada.

Escolha atividades que façam você se sentir bem consigo mesmo.

Esteja atento para não cair em falsa autoestima (os sintomas são vaidade, egoísmo, orgulho, arrogância e ostentação).

Não faça os outros se sentirem pequenos para que você se sinta maior.

O ensinamento básico por trás de todas essas práticas é que seu eu emocional existe para trazer satisfação. Você não está aqui para ser importante, bem-sucedido e respeitado enquanto se sente infeliz por dentro. Você não está aqui para buscar prazer ou para se distrair da dor. Mesmo que o seu eu emocional não seja o seu verdadeiro eu, ele deve espelhar o seu interior, que silenciosamente lhe envia impulsos de felicidade e total autoaceitação.

Os *niyamas* também são definidos pelo que você *não deve fazer* se seu objetivo é viver corretamente. Ter consciência do que não fazer é tão produtivo quanto conhecer as práticas de autoaceitação e a inteligência emocional apresenta ambos. O oposto da autoaceitação é a baixa autoestima, então esta é a área que necessita de atenção.

MANEIRAS DE DIMINUIR SUA AUTOESTIMA

Comparar-se de modo desfavorável a outras pessoas.

Lembrar de suas falhas.

Condenar todos os seus erros, por mais triviais que sejam.

Estabelecer um ideal de perfeição que você nunca alcançará.

Ser irracional nas exigências que você impõe a si mesmo.

Agarrar-se a velhas experiências de culpa e vergonha.

Fingir ser melhor do que você realmente acreditar ser.

Depreciar-se em momentos de falsa modéstia.

Eu trouxe muitos exemplos nessas duas listas, mas a inteligência emocional não é difícil de conseguir, nem a autoaceitação. Lembre-se de que sua vida emocional não é o começo e o fim de toda a existência.

Por sua natureza, as emoções aumentam e diminuem. Se você aceitar este fato básico — que seus sentimentos são transitórios e podem ser voláteis, mesmo nos seus melhores dias — metade do trabalho de autoaceitação está feito. Você alcançou um certo ponto de desapego e isso permite que você não seja tão consumido pelos seus sentimentos, especialmente os negativos, afinal, eles são incidentes em sua atividade mental, não elementos de seu verdadeiro eu.

Você nunca terá uma vida emocional feliz se lutar contra suas emoções ou tentar escapar delas. Essa é uma área em que a permissão para que a vida se desenvolva naturalmente, sem interferência, é muito eficaz.

Exercício

A prática mais importante para a satisfação é não resistir à corrente da vida. Em outras palavras, aceite as coisas como elas surgem. O oposto disso é apresentar resistência. Faça uma pausa para refletir sobre as pessoas as quais você tende a resistir de várias maneiras. Muitas vezes, são as pessoas mais próximas de você, sejam familiares, colegas ou até mesmo amigos. Considere os tipos de resistência que são praticados casualmente. Eles incluem:

Brigar e discutir

Não resolver desentendimentos

Rejeitar

Ridicularizar

Ressentir-se

Sentir-se superior ou inferior

Afastar as pessoas

Expressar falta de respeito

Resmungar

Ceder a críticas mesquinhas

A inteligência emocional ensina que resistir aos outros contribui para a sua própria falta de satisfação e autoaceitação. Uma maneira de aumentar o contentamento em sua vida é abandonar a resistência habitual desnecessária. Tente usar o princípio dos opostos. Por exemplo, se você perceber que pode ser extremamente crítico, comece a praticar o oposto da crítica: o elogio. Em vez de apontar os defeitos ou reclamar de alguém, respire fundo e ofereça uma palavra de admiração ou encorajamento. Usar essa simples tática com frequência, torna a sua maneira de contribuir para a corrente da vida.

QUARTA-FEIRA

O fogo da transformação

Comece repetindo silenciosamente o tema de hoje:

Eu permito que a luz gere transformação.
Eu permito que a luz gere transformação.

O terceiro *niyama* aborda a transformação de seus velhos hábitos emocionais. Estes bloqueiam a luz, forçando-o a reagir automaticamente sem estar conscientemente no controle. Na Ioga clássica, as marcas profundas que nos privam da escolha são como grãos que devem ser queimados através da própria consciência, usando a capacidade da luz para purificar a mente. Além disso, é ensinado que o fogo da transformação queima a ignorância. O ponto aqui é que os obstáculos que nos impedem de viver na luz são pedaços congelados de consciência, portanto, apenas a consciência pode derretê-los.

Os moldes antigos devem ser destruídos para abrir espaço para os novos, o que faz perfeito sentido no âmbito emocional. Se você está consumido pelo ressentimento oriundo de um relacionamento fracassado, um chefe ruim ou uma perda financeira injusta, não pode seguir em frente até que a emoção em que está preso seja dissipada.

Há um mal-entendido considerável sobre como o processo funciona, no entanto, palavras como *fogo*, *destruição* e *incêndio* podem levar alguém a pensar que algum tipo de violência está envolvido. Em muitas tradições religiosas, o ritual de sacrifício tinha o intuito de purificar o espírito, usando a dor do corpo como combustível. Felizmente, tais rituais são alheios à vida moderna. Assim, simplesmente focando sua consciência, você pode começar a queimar os *vrittis* que bloqueiam seu verdadeiro eu. É preciso dedicação para alcançar a transformação. O foco é uma necessidade.

Estamos todos familiarizados com o funcionamento do foco sempre que ficamos imersos em um jogo ou hobby: há a concentração por horas seguidas sem sentir qualquer tensão. A Raja Ioga ensina que experiências como essas são portais para o verdadeiro eu. Assim, já que ficar absorvido no momento vem naturalmente, a única mudança necessária é que você se concentre internamente. Você pode permitir que sua consciência faça o que ela já quer fazer, que é encontrar a luz. As práticas do terceiro *niyama* expandem essa ideia básica.

AS PRÁTICAS DE AUTOTRANSFORMAÇÃO

Tenha vontade de encontrar seu verdadeiro eu.

Tenha prazer em olhar o seu interior.

Valorize cada experiência de estar na luz.

Não procure satisfação no mundo exterior.

Faça escolhas conscientes, em vez de seguir hábitos e rotinas inconscientes.

Dê as boas-vindas à mudança, em vez de resistir a ela.

Veja cada experiência como um espelho de si mesmo.

Medite regularmente.

Aproveite diariamente os momentos de "produtividade" e "lazer".

Todas essas são práticas sutis, mas a transformação mais profunda é delicada. Ao contrário de nossa batalha para melhorar a nós mesmos, a essência da transformação é permitir que a luz faça todo o trabalho. Essa é a lei do menor esforço. O que você está buscando é uma série de revelações, ideias e "momentos Eureka", os quais sinalizam que a mudança está próxima, mas somente a luz pode proporcionar essas experiências transformadoras. Seu ego e um desejo ardente de se livrar das coisas que você não gosta em si mesmo não podem fazer o serviço. Você ficará surpreso com a firmeza com que a revelação surge ao sair do caminho e permitir que o foco da consciência se desenvolva por conta própria.

Exercício

A chave para a transformação é sair do caminho, o que é o oposto do que a maioria das pessoas faz quando deseja uma mudança. Elas enfrentam, se esforçam e lutam contra a frustração. (Um bom exemplo de como essas táticas são inúteis é revelado no triste fato de que apenas 2% das pessoas que fazem dieta para tentar perder peso conseguem não ganhar de volta 2,5kg por dois anos.)

Você pode reverter esse padrão de duas maneiras. Primeiro, observe honestamente uma área de sua vida contra a qual você lutou, mas decidiu não dar continuidade ao que nunca havia funcionado. Em segundo lugar, encontre maneiras agradáveis de estar no "aqui e agora". Como mencionado, busque ter momentos "ativos" e "ociosos" todos os dias. A quietude concentra a luz, enquanto o caos a espalha. Acostume-se com a paz de sua própria companhia. Uma vez que isso se tornar seu novo hábito, você estará saindo do caminho, preparando o terreno para o processo de transformação, pois este foi realmente pensado para funcionar.

QUINTA-FEIRA

Rastreando o seu verdadeiro eu

Comece repetindo silenciosamente o tema de hoje:

Eu reflito sobre meu verdadeiro eu para aproximá-lo.

Eu reflito sobre meu verdadeiro eu para aproximá-lo.

O quarto *niyama* exige uma compreensão clara de que seu verdadeiro eu é real, tangível e poderoso. A palavra *eu* é uma das mais importantes na Ioga, e a maioria das pessoas não terá problemas em perceber que possui um eu social e um eu emocional. No entanto, a noção de que todo mundo tem um eu verdadeiro é muito mais alheia, visto que está escondido como uma joia na tempestuosa atividade da mente.

Várias interpretações tratam esse *niyama* como autorreflexão, mas o que realmente importa é se você está refletindo sobre um eu em quem pode confiar e ter fé. Sem dúvida, não confiamos totalmente em nossas emoções, nós as sentimos, às vezes fortemente, mas elas são temporárias, mutáveis e inconstantes. É confuso o motivo pelo qual este *niyama* pediria que você refletisse sobre o turbilhão de suas emoções.

A chave é que a autorreflexão permite que você se afaste e não se esteja tão envolvido em suas emoções. Pense em um espectador que fica fascinado por um filme de aventura ou uma comédia romântica, mas, ao mesmo tempo, não sabe que está assistindo a um filme ou, pior, que existem filmes.

Somos todos esse espectador em um grau ou outro. Encantado pelo filme que estamos vivendo, não percebemos o caráter ilusório do que estamos assistindo e, pior ainda, não percebemos que tudo o que observamos é jogo da consciência. A autorreflexão esclarece essa confusão e, portanto, nos guia para o nosso verdadeiro eu.

AS PRÁTICAS DE AUTORREFLEXÃO

Tenha em mente que você está aqui para evoluir.

Não fique preso a emoções habituais.

Valorize muito as experiências que refletem seu verdadeiro eu (por exemplo, amor, compaixão, beleza, percepção, criatividade e clareza mental).

Não aumente o drama ao seu redor.

Resista a acreditar no drama de outras pessoas.

Evite mergulhar em notícias sobre catástrofes, desastres e ameaças iminentes.

Perceba que a preocupação não é produtiva.

Rejeite pensamentos ansiosos que são habituais e recorrentes.

O principal ingrediente na autorreflexão é o desapego, um conceito que se aprofunda gradativamente a cada parte da Ioga. Aqui o desapego não significa indiferença, passividade ou apatia. Em vez disso, você se distancia do turbilhão de emoções.

Digamos que você saiba que alguém em quem você confia, como um amigo próximo, criticou alguma atitude ou característica sua. Uma onda de raiva surge e você pode se sentir triste ou bravo e se perguntar por que pensou que essa pessoa era um amigo de verdade. Talvez surja a tentação de se vingar ou de dizer coisas prejudiciais sobre essa pessoa.

Você tem várias oportunidades de praticar o desapego nessa situação. Primeiro, no instante em que a raiva começar a surgir, você pode parar, respirar fundo e analisar a situação com calma. Em segundo lugar, você pode sentar-se em silêncio até que sua reação imediata desapareça e a razão possa prevalecer. Talvez seu amigo não tenha realmente dito o que foi relatado a você, ou talvez a história tenha sido aumentada. Em terceiro lugar, você pode fechar os olhos, focar em si mesmo e fazer uma meditação respiratória simples até que a raiva se dissipe. Por fim, você também pode refletir sobre o fato de ter recebido críticas piores e buscar uma maneira de entender e perdoar seu amigo.

O que essas quatro possibilidades têm em comum é que você se aproxima do seu verdadeiro eu, que nunca é machucado, que não se importa com críticas, que enxerga a todos à luz da aceitação amorosa e traz compaixão e perdão para qualquer situação. O oposto da autorreflexão é nutrir sua mágoa contra seu amigo, entregando-se a uma combinação de autopiedade e fantasias de vingança. Conhecer melhores maneiras de responder emocionalmente é todo o propósito dos *niyamas*, e o desapego é uma habilidade importante a ser aprendida.

Exercício

Considere o exemplo de uma resposta furiosa dada acima. Reflita sobre como isso se aplica ao seu próprio armazém de ressentimentos, rancores e mágoas antigas de outras pessoas. Olhe para seu interior e reflita sobre como remover esses restos emocionais para trazer uma sensação de luz e leveza aos seus sentimentos. Para tornar sua capacidade de autorreflexão ainda mais poderosa, atente-se à próxima vez que sentir um forte impulso de ficar com raiva, inveja, ansioso ou desanimado. No momento da sua reação, faça uma pausa e siga as quatro oportunidades mencionadas no exemplo da raiva acima. Tente genuinamente adotar o desapego como resposta, considerando-o como uma habilidade baseada na inteligência emocional. Você pode anotar como essa experiência permitiu que você enxergasse o funcionamento da autorreflexão e do desapego e o quanto você pode se beneficiar simplesmente dando um passo para trás e expandindo sua visão de quem você realmente é.

SEXTA-FEIRA

Entregue-se ao desconhecido

Comece repetindo silenciosamente o tema de hoje:

Entrego-me ao grande mistério.

Entrego-me ao grande mistério.

O quinto e último *niyama* pede que você identifique a sua realidade superior e se entregue a ela. Na vida cotidiana, há uma forte hesitação entre conseguir o que você quer e ceder ao que outra pessoa quer. Esta é uma forma de entrega, e é por isso que a maioria das pessoas não gosta da conotação dessa palavra. Parece alheio à natureza humana quando este *niyama* exige rendição completa.

O assunto não foi esclarecido através das observações da Ioga que usam uma combinação de vocabulários, visto que alguns pedem a rendição a Deus, outros ao Absoluto, ao divino mistério da existência ou a Brahman (a palavra sânscrita para "grande" que implica toda a criação, o Único, o Todo).

Para obter clareza, primeiro devemos varrer todo esse complexo vocabulário. Como um famoso ditado da Ioga afirma: "Aqueles que falam Dele, não O conhecem. Aqueles que O conhecem, não falam Dele." Aqui, o *Ele* se refere a Deus/o Absoluto/o mistério divino/Brahman, de acordo com a terminologia que você preferir. Os nomes não importam, porque a realidade "verdadeira" está além da linguagem.

Com essa noção em mente, o quinto *niyama* não é sobre entrega comum, que envolve ceder a outra pessoa e, consequentemente, sacrificar o que você quer. Na Ioga Real, a rendição é apenas o reconhecimento da realidade superior, que, uma vez aceita, cessa a busca, a frustração e a especulação sem fim. Como a história da religião está repleta desses três elementos, ela também não é a rendição mencionada. Você reconhece seu lugar no mistério da existência.

E o que acontece a seguir? Depois de aceitar que a água é molhada, não há muito mais a dizer. O quinto *niyama* ensina que a contemplação da realidade superior traz recompensas infinitas e as práticas de contemplação tornarão isso mais claro.

AS PRÁTICAS DA CONTEMPLAÇÃO

Dê boas-vindas ao fim da busca.

Atente-se para o que a vida significa.

Exponha-se a poesias inspiradoras e escrituras.

Sintonize-se com a beleza da Natureza.

Siga seus impulsos criativos.

Aja de acordo com seus melhores sentimentos sempre que puder.

Tire um tempo para ser grato.

Pense na sua versão de um ser ou uma consciência superior.

Cultive respeito e admiração pela contemplação da criação.

Enxergue a si mesmo ocupando um lugar único no plano divino ou cósmico.

Essas práticas devem ter um efeito pessoal sincero, com o objetivo de tirá-lo do pensamento linear — esta não é uma jornada de A até B, mas uma jornada para mostrar quem você sempre foi.

Nessa perspectiva, as práticas de contemplação expandem constantemente nossa autoconsciência. Estamos acostumados a expandi-la, mesmo que não a rotulemos como tal. Por exemplo, considere quando aprendemos a ler. O estado de alfabetização abre uma maneira inteiramente nova de ser. Quando sua prática de contemplação permite até mesmo um momento de percepção, alegria ou inspiração, isso indica como será a transformação total. O processo tem início ao se render à realidade de que a origem da criação existe e é idêntica à sua fonte, o verdadeiro eu.

Exercício

Na ficção policial, um mistério é algo que precisa ser resolvido e, até que isso aconteça, há elementos que necessitam de esclarecimento. Os culpados precisam ser desmascarados; o certo deve prevalecer. No entanto, o mistério da fonte é diferente. A mente humana existe no mundo relativo, mas isso não representa uma barreira impenetrável para o Absoluto — muito pelo contrário. Para usar uma visão tradicional da Ioga, imagine que o Absoluto está enviando flechas de luz para o mundo criado.

Considere que os valores mais elevados da vida, incluindo amor, compaixão, criatividade, empatia, beleza, verdade e inspiração espiritual são o que as flechas carregam para o nosso mundo. Este é um bom começo para praticar a contemplação: sente-se calmamente e deixe sua mente ir para uma experiência de um desses valores que acabamos de listar. Sinta a leveza, a vibração, a alegria e a satisfação contidas em sua consciência. Deixe que esses sentimentos sutis se expandam e se fixem em sua consciência. Você está aprendendo a fundo o ditado da Ioga: "Isso não é conhecimento que você aprende. Isso é conhecimento no qual você se transforma."

EXPLORAÇÃO AVANÇADA

Se você quiser se aprofundar na Ioga clássica, existem muitas fontes de informação sobre os *niyamas*, começando com as disponibilizadas gratuitamente e online. Procure os *niyamas* pelos nomes sânscritos, que estão logo abaixo com suas respectivas traduções.

Saucha: corpo, mente e espírito puros

Santosha: satisfação

Tapas: determinação, autodisciplina

Svadhyaya: autorreflexão

Ishvara pranidhana: rendição ou contemplação de um Ser Supremo

SEMANA 3

TRAZENDO A LUZ PARA O SEU CORPO

(Ramo da Ioga: *Asana*)

NESTA PARTE DA JORNADA

O terceiro ramo da Ioga, conhecido como *asana*, trata de realizar uma conexão consciente com seu corpo. A partir disso, uma união de iguais — um casamento espiritual — pode ser experienciado. Sem essa conexão, não há conhecimento verdadeiro de quem você realmente é.

O termo *asana* foi adotado para as posturas das quais Sarah trata na Parte II deste livro. Cada postura visa especificamente as mudanças na biologia e fisiologia que afetam seu humor e estado mental. Uma ciência exata sustenta este ramo da Ioga. Esta é uma ciência voltada para o interior, apesar de a imagem de um iogue sentado em posição de lótus ser a que a maioria das pessoas vê quando pensa em Ioga.

Na Semana 3, focarei a ciência interior, apresentando a visão pura de Patanjali, o qual defende que o corpo é uma forma disfarçada de consciência. Retire o disfarce — células, tecidos, órgãos e sistemas — e descobrirá como trazer seu corpo para a luz. Talvez seja mais justo dizer que seu corpo vai trazer você para a luz.

SEGUNDA-FEIRA

O corpo consciente

Comece repetindo silenciosamente o tema de hoje:

Eu experiencio o meu corpo como um fluxo de consciência.
Eu experiencio o meu corpo como um fluxo de consciência.

Seu corpo não é um equipamento, nem mesmo uma máquina milagrosa, mas um depósito de conhecimento infinito. Se olharmos para qualquer processo no corpo, desde a divisão celular para se reproduzir até o sistema imunológico repelindo um invasor ou o trato digestivo extraindo energia dos alimentos, uma vasta quantidade de conhecimento está em evidência. Nenhum processo é mecânico. A sabedoria do corpo está viva, fluindo e consciente.

A Raja Ioga tem como objetivo trazer o corpo totalmente para a luz. Quando você maltrata seu corpo — submetendo-o ao estresse, à má alimentação e ao sono de má qualidade — sua consciência fica anestesiada. Quando não consegue sintonizar os sinais que seu corpo envia, você está impedindo que ele seja consciente. Estes são *vrittis* que bloqueiam a luz e, até que sejam superados, você não viverá plenamente a liberdade, a alegria e a felicidade, porque seu corpo é o veículo para todas as experiências superiores.

Em sua forma mais básica, o *asana*, a palavra sânscrita para "assento, sentar", ensina você a se acomodar confortavelmente em seu corpo, como o assento, ou a fundação, que determina seu lugar no mundo físico. O corpo em movimento é uma coisa, dinâmica e mutável, já o corpo sentado é outra coisa, imutável, estável e permanentemente presente.

TRAZENDO A LUZ AO SEU CORPO

Note que cada célula está escutando seus pensamentos, seus sentimentos e suas sensações.

Veja seu corpo como seu aliado voluntário.

Abandone o hábito de culpar ou depreciar seu corpo.

Não compare seu corpo com um ideal inalcançável.

Obedeça aos sinais do seu corpo, principalmente sua necessidade de sono e regulação de estresse.

Evite longos períodos sentado — mova-se e alongue-se por alguns minutos a cada hora.

Enxergue o seu corpo como novo todos os dias.

Faça do bem-estar vitalício o seu objetivo.

Trazer luz e leveza ao seu corpo acontece naturalmente quando você vê seu corpo como algo consciente e conhecedor. A vida que flui através de cada célula é vibrante, por isso seu papel é deixar todo o seu corpo expressar essa vibração. Existem maneiras físicas, mentais e psicológicas de conseguir isso, mas tudo começa com o reconhecimento do corpo consciente como atitude padrão.

Exercício

Sente-se calmamente com os olhos fechados e respire fundo algumas vezes. Quando se sentir calmo e focado, visualize o contorno do seu corpo. Mantendo essa imagem em mente, comece a preenchê-la com luz. Uma maneira fácil de fazer isso é ver a luz se expandindo do centro da imagem, o coração, e irradiando para fora como um brilho branco suave. O que pode ajudar também é sentir que está respirando a luz no contorno.

Faça isso de 5 a 10 minutos e depois relaxe com os olhos fechados. Retorne às suas tarefas diárias e observe se você se sente mais iluminado e leve fisicamente, que é o objetivo deste exercício. Não se preocupe se isso não acontecer, pois, mesmo assim, sua consciência iluminou seu corpo e, se você mantiver essa prática, a experiência de leveza aparecerá e ficará mais forte.

TERÇA-FEIRA

Presença

Comece repetindo silenciosamente o tema de hoje:

Eu integro o meu corpo no momento presente.

Eu integro o meu corpo no momento presente.

Você acha que está vivendo o momento presente? O conceito do "poder do agora" foi amplamente popularizado, assim como as práticas para viver o presente. A Ioga olha para esta questão de forma diferente: não há poder no momento presente se você adota o ponto de vista do atemporal. Um momento é uma construção feita pela mente e o que importa é a presença, que é atemporal. A presença vem da luz. Sem relacionar a palavra *divino* a ela, a presença é sentida como uma combinação de plena consciência e receptividade que faz o agora parecer perfeito apenas por estar aqui.

Sem a presença, o agora é um vazio. O sentimento dos idosos quando a demência aparece é que eles estão tão presentes quanto uma cadeira ou uma pedra, como um corpo passivo e inerte no qual a consciência nem cintila. O campo infinito de plena consciência é a fonte da presença; portanto, estar totalmente presente é o seu estado natural — os bebês estão inteiramente presentes, como você pode ver pelo olhar de admiração e curiosidade em seus olhos.

Como foi idealizado, seu corpo é um guia infalível para viver no momento presente, porque é o lugar em que cada célula vive — ele nunca perde de vista o agora. Assim, o *asana* aponta para o *vidya*, ou "sabedoria do corpo", como uma dádiva, mas essa sabedoria é distorcida e contrariada pela atividade da mente e o seu efeito é fácil de notar.

A SABEDORIA DO CORPO

Cada célula do corpo sabe como viver em paz com todas as outras células. É a mente que inventou a violência.

As células existem para manter todo o corpo vivo. A mente inventou o egoísmo e a separação.

As células se comunicam livremente. A mente guarda segredos.

As células confiam em um fluxo de alimento e oxigênio que se renova constantemente. A mente inventou a desconfiança.

As células nascem e morrem sem medo. A mente teme a morte.

O corpo mantém-se em perfeito equilíbrio dinâmico. A mente é levada a surtos maníacos e depressão paralisante.

O corpo se cura automaticamente. A mente luta para se curar.

Com a ausência dos *vrittis*, o corpo vive plenamente aqui e agora, consciente de tudo o que precisa saber. Quem de nós pode dizer a mesma coisa? A conclusão é que a mente precisa ser destituída como o princípio e o fim de tudo da consciência humana. Para a maioria das pessoas, não importa o quanto culpem ou critiquem seus corpos, é ele que está à frente em sua evolução, não a mente.

Exercício

Adquira o hábito de respeitar a sabedoria do seu corpo ouvindo o que ele está dizendo a você. Sente-se com os olhos fechados e simplesmente sinta seu corpo. Deixe sua atenção ir para onde ela quiser. Se você sentir desconforto, tensão, rigidez, estresse ou sensações dolorosas, deixe sua consciência ficar por ali. Respire fundo, relaxe e observe se a sensação começa a diminuir. Sentir o corpo significa curá-lo. Não percebemos essa verdade porque temos o hábito de tirar o foco dos sinais de desconforto físico, estresse ou dor.

Uma razão pela qual a cura funciona enquanto estamos dormindo é que o corpo pode trazer plena consciência para o processo. Assim que acordamos, tendemos a diminuir a cura levando nossa atenção para outro lugar. Em essência, negamos à cura um terreno livre para trabalhar. Grande parte dessa contrariedade acontece inconscientemente, e sentir o corpo é um exercício cuidadoso para substituir sua reação inconsciente por uma resposta consciente.

QUARTA-FEIRA

Estar com os pés no chão

Comece repetindo silenciosamente o tema de hoje:

> *Eu estou confortável em meu corpo.*
>
> *Eu estou confortável em meu corpo.*

Se os animais pudessem falar, não sabemos o que diriam, mas podemos ter certeza do que não diriam: "Eu odeio meu corpo". Odiar o próprio corpo é uma reação exclusivamente humana e anormal. A Ioga Real sustenta que um relacionamento saudável com seu corpo tem início quando você está à vontade com seu físico. O termo moderno para isso é *estar com os pés no chão*. Dizemos que uma pessoa está com os pés no chão se ela for sensata, realista, confiável e não for sonhadora. Esses são bons aspectos, mas o *asana* é estar com os pés no chão quanto a si mesmo, o que ocorre apenas quando sua consciência se aprofunda.

É curioso dar um passo para trás e descobrir quanto julgamento foi feito contra a próprio físico, que o corpo simboliza. As crenças religiosas de longa data rebaixam o físico por este nos afastar do campo espiritual, já que ele nos lembra de nossos ancestrais primatas baixos e brutamontes. Logo, ser físico é ser bruto; ser espiritual é divino.

No entanto, segundo a visão da Ioga, um fluxo de consciência sustenta a vida em todas as dimensões. Não há razão para rebaixar o físico uma vez que você percebe quanta sabedoria (*vidya*) é expressa em cada célula, a sabedoria da vida como um todo. A Ioga nos leva para além da aparência ilusória do corpo — sólida, material, presa no tempo e no espaço — até a realidade. Não estamos materializados em um corpo; estamos incorporados na consciência.

A seguir estão as qualidades que representam estar totalmente com os pés no chão.

VOCÊ ESTÁ COM OS PÉS NO CHÃO QUANDO...

Estar materializado te traz alegria.

Você entende a profunda sabedoria do seu corpo.

Você se sente em sintonia com a Natureza.

Você valoriza a Terra por criar a existência terrena.

Você não se sente envergonhado pelas funções corporais básicas.

Você aprecia a mundanidade de outras pessoas.

Você se sente estável e constante durante os períodos de mudança.

Você sente serenidade diante do envelhecimento e da morte.

Sua vida sensual e sexual são gratificantes, sem pudor ou vergonha.

Quando você vê criancinhas brincando na lama ou correndo livremente pela casa, qual é a sua reação? O que chamamos de inocência da infância existe, sim, mas é mais apropriadamente chamada de estar com os pés no chão. As crianças não sentem nenhuma necessidade, a menos que sejam maltratadas, de desincorporar, elas não precisam renunciar ou escapar de sua natureza física.

Esse estado naturalmente de estar com os pés no chão muda assim que a mente intervém para criar certas atitudes que nos levam a desincorporar — não como fantasmas, mas como criaturas que julgam nosso físico.

VOCÊ SE DESINCORPORA QUANDO...

Não se sente confortável em sua própria pele.

Seu corpo desperta aversão ou repulsa em você.

Lembra de experiências físicas que levaram à humilhação, culpa ou vergonha.

TRAZENDO A LUZ PARA O SEU CORPO 59

- Vive perdido em seus pensamentos.
- Sempre escolhe distrações internas em vez de encarar a Natureza.
- Tem visões negativas do corpo humano. Estes podem ser religiosos (ver o corpo como pecaminoso) ou baseados na aversão pessoal (por exemplo, ser afastado devido às funcionalidades mais confusas do corpo).
- A beleza física torna-se uma fixação.
- Tem uma imagem corporal ruim porque está acima do peso, envelhecendo ou sujeito a atitudes sociais sobre perfeição física e interesse.
- Não se sente fisicamente amável ou desejável.
- Negligencia manter seu corpo limpo, bem cuidado e ativo.
- Acha que as pessoas são estúpidas ou grosseiras.

Quando listamos todas as maneiras pelas quais rebaixamos nosso corpo, fica evidente que vivemos em uma era separada do corpo em um grau chocante. A mídia nos sobrecarrega com fantasias de um corpo perfeito que nunca envelhece, enquanto nos rouba a verdadeira bênção de estarmos incorporados. O estado materializado nos permite sentir o lado físico da consciência de êxtase, que é uma sensação vibrante de vitalidade, ao longo do dia.

Exercício

Cada passo que você dá para acolher seu próprio físico é um passo para a luz. Observe as duas listas acima que descrevem as qualidades de estar ancorado versus as qualidades de estar desincorporado. Faça uma pausa para refletir sobre como você pode adotar crenças mais fundamentadas e transformá-las em ações agradáveis, como caminhar na natureza, praticar um esporte, participar de atividades físicas ou fazer uma massagem.

Ao se envolver nesta atividade, não importa o quão simples seja — você pode apenas deitar-se de braços abertos sobre o chão quente no verão ou (acredite ou não) abraçar uma árvore — reflita sobre como você é abençoado por estar incorporado. Traga um sentimento positivo para o seu corpo sempre que puder e abandone o hábito de menosprezar seu corpo. Por meio dessas etapas constantes de se tornar mais pé no chão, você está removendo outra camada de obstáculos entre você e seu verdadeiro eu.

QUINTA-FEIRA

Resiliência

Comece repetindo silenciosamente o tema de hoje:

Eu me curvo de forma flexível com cada experiência.
Eu me curvo de forma flexível com cada experiência.

A flexibilidade física que advém da prática dos *asanas*, ou posturas da ioga, é uma evidência visível de algo enraizado na consciência: a resiliência. Coisas ruins acontecem a todos, independentemente do quanto desejemos que não. O que importa não são as coisas ruins em si, mas como reagimos depois que elas ocorrem. Assim, a resiliência é a capacidade de se recuperar da dor e da adversidade e o seu oposto é ficar preso e incapaz de seguir em frente.

Listar as qualidades da resiliência apaga a linha que traçamos entre físico, mental e psicológico. Isso requer uma concepção holística para realmente abraçar a sua própria resiliência, o que pode levá-lo além da sobrevivência para prosperar diante de experiências mutáveis.

VOCÊ MOSTRA RESILIÊNCIA QUANDO...

Se curva e se adapta às mudanças.

Seu corpo é flexível e ágil.

Tem a mente aberta em relação às pessoas que são diferentes de você.

Não exagera sobre o que aconteceu no passado.

Permite que suas emoções surjam e desapareçam naturalmente, sem tentar forçá-las ou reprimi-las.

Não insiste em estar sempre certo.

Não tem medo do que a vida lhe traz.

O futuro não traz preocupação.

O estado emocional dos outros não afeta você negativamente.

Pode renunciar à convicção de que "meu caminho é o melhor".

Enfrenta novos desafios com otimismo.

Vê cada dia como um novo mundo.

Se expande, seja qual for a definição desse termo para você.

Nenhuma dessas qualidades deve ser forçada, pois trata-se de uma parte natural da existência de todos. É preciso esforço para passar da resiliência para a condição de rigidez ou estagnação. Não é necessário entrar em detalhes sobre todas as formas pelas quais ocorre a paralisação, já que todos nós temos noção das causas, mas se você precisar de um lembrete, retorne à lista acima e simplesmente pense no oposto de cada sentença. Se você não se adapta às mudanças, não aborda os desafios com otimismo, não aceita pessoas diferentes de você e assim por diante na lista, você é rígido e estagnado.

Por que ficamos presos? Temos uma falsa sensação de segurança ao sermos rígidos em nossos caminhos. Levantamos uma fachada inflexível para o mundo, mas por trás dela temos medo de ser verdadeiramente abertos, livres, receptivos, emocionalmente honestos e otimistas. Em um estado de medo, algo tão precioso quanto o amor se torna uma fonte de ansiedade se tivermos vivido um comportamento sem carinho e afeição suficientes e formos marcados por ele.

Aprender a ser resiliente deve ocorrer com a atenção voltada para o seu conforto e desconforto interior. Um corpo emocional rígido precisa ser tratado com cuidado, como um corpo físico rígido. O importante é resistir à falsa segurança de ser rígido e preso — a concha dentro da qual você se esconde é sufocante para o espírito.

Exercício

Depois de ler esta reflexão, sem dúvida você pode ver onde é resiliente e onde está preso. Há sempre um caminho a seguir que muda o equilíbrio, dia após dia, para se tornar mais resiliente. No entanto, para permanecer no caminho, ele deve ser interessante e trazer satisfação. Isso porque, além de trazer uma falsa sensação de segurança, ficar preso faz você se sentir bem, de certa forma, pois você sabe que está sempre certo, que não precisa mudar e que suas crenças e atitudes estabelecidas estão bem desse jeito.

O principal alerta aqui é que sua estagnação é uma ilusão. Desistir do amor, por exemplo, satisfaz a ansiedade de uma pessoa em pedir e receber amor. De alguma forma, você precisa destruir essa barreira da estagnação que torna você frio e solitário, não importa o quão boa seja a fachada. Comece examinando as qualidades listadas de resiliência e, para cada uma delas, planeje um passo que você pode dar que seja bom o suficiente para você continuar no caminho.

Você pode ficar de pé e se alongar enquanto ouve música, realizar exercícios de dança que podem ser feitos em casa. Você pode, também, passar mais tempo com as pessoas mais felizes que conhece ou mostrar um pouco mais de afeto a um membro da família que não é tão próximo. A resiliência não é uma característica que a sociedade nos ensina a valorizar, mas isso não importa. A consciência, como a água pura, precisa fluir, e ser resiliente é como você abre os portões para dentro de si.

SEXTA-FEIRA

Em perfeita sincronia

Comece repetindo silenciosamente o tema de hoje:

Vivo no fluxo da inteligência criativa.
Vivo no fluxo da inteligência criativa.

Você foi projetado para ter mente e corpo em perfeita sincronia. Uma dos maiores decepções da vida é a aparência indefesa apresentada por um recém-nascido. Incapaz de fazer muito mais do que mamar no peito, chorar e dormir, um bebê de um dia não revela o que realmente é — um milagre da inteligência organizada. Nos últimos dias de gravidez, por exemplo, o cérebro infantil desenvolve milhões de novas células cerebrais por dia, que continua após o nascimento do bebê. Está além da imaginação como um cérebro, que não tem linguagem, razão, emoções totalmente formadas ou ideias, se preparou para tudo isso e muito mais. É como se uma casa soubesse se construir a partir dos materiais dos corredores da Home Depot.

A autocriação não pode acontecer no plano físico sem consciência, ou seja, você não pode reunir os ingredientes de um neurônio e esperar que ele chegue a um ponto crítico quando —*voilá!* —uma mistura de sopa química se torna consciente.

Em uma existência ideal, a mente e o corpo permaneceriam em perfeita sincronia e, em uma pessoa saudável, eles funcionam perfeitamente 99% do tempo. É preciso interferência para interromper o fluxo da inteligência criativa que une mente e corpo e os sintomas são muito comuns.

SINTOMAS DE DESSINCRONIZAÇÃO

Sono irregular ou de má qualidade, insônia

Fadiga, falta de energia

Depressão

Problemas digestivos

Alimentação excessiva, perda dos sinais naturais da fome

Incapacidade de se concentrar e prestar atenção

Suscetibilidade a resfriados e infecções

Fácil distração

Sensibilidade a pequenos estresses

Processo de cura lenta ou inadequada

Toda essa lista poderia ser intitulada "Quando o milagre dá errado". Cada um desses sintomas indica que o fluxo milagroso de inteligência criativa com o qual todos foram presenteados ao nascer foi distorcido. Sem a palavra *criativo* acrescentada, o quadro fica lamentavelmente incompleto. Uma vez programado, um computador pode imitar a inteligência fazendo todos os tipos de coisas que a mente faz, e a IA (inteligência artificial) está alcançando rapidamente o momento em que ela será tão realista que seu computador soará e parecerá humano, tanto que já existem programas de software que efetivamente conduzem psicoterapia, por exemplo. Além disso, uma voz de robô imita um autêntico terapeuta usando comandos verbais como "Como você se sente sobre isso?" e "Quando você começou a se sentir assim?", o que obtém como resultado usuários do programa saindo da sessão se sentindo melhor, segundo eles próprios.

No entanto, não importa o quão sofisticada a IA se torne, ela não pode fazer o que você faz a cada segundo: pega a informação crua que chega ao cérebro a partir dos cinco sentidos e cria todo o mundo tridimensional que você compreende. Câmeras não são olhos, elas não veem nada. Portanto, uma câmera de computador não vê nada até que um olho humano esteja presente. Quando você estava no útero, a inteligência criativa criou seu olho a partir de uma bolha de células indiferenciadas e, dentro do olho, células específicas foram designadas para realizar o processamento visual. Entretanto, isso não é suficiente para transformar imagens visuais em algo que você vê. A visão acontece na interface perfeita entre a mente e o córtex visual do cérebro.

Assim, a Raja Ioga ensina como não permitir que o fluxo da inteligência criativa seja distorcido e bloqueado. Se você ficar fora de sincronia, apresentando os sintomas listados acima, você deve sair do caminho e permitir que a inteligência criativa restaure o que deu errado. As práticas não são novas ou surpreendentes, é apenas uma questão de fazer o que já conhecemos como vida correta.

RETORNAR À SINCRONIZAÇÃO

Pratique a ancoragem e esteja confortável em si mesmo.

Tome cuidado para obter de 8 a 9 horas de sono profundo todas as noites, de preferência ininterruptas.

Estabeleça horários regulares para comer e dormir.

Evite o esgotamento físico e mental.

Mantenha-se mentalmente ativo.

Não coloque toxinas em seu corpo. Não coloque experiências tóxicas em sua mente.

Reserve um tempo para se concentrar se estiver se sentindo distraído, estressado, chateado ou sobrecarregado.

Medite todos os dias, usando um método de sua preferência — reservar um tempo é mais importante do que a técnica.

Ande na Natureza e deixe a experiência trazer um relaxamento profundo.

Leve o seu próprio bem-estar tão a sério quanto leva o trabalho, a família e os relacionamentos.

Aprenda uma habilidade física que requer coordenação mente-corpo (ioga, dança, aeróbica, esportes, recreação física etc.).

Você pode olhar para esta lista como um conselho familiar, mas cada peça forma parte do mistério da existência. Tudo o que entrou na evolução do Homo sapiens foi resultado de estar em perfeita sincronia com a inteligência criativa.

Esta tem uma intenção especialmente para você, não apenas para nossa espécie. Estar em perfeita sincronia não é como certificar-se de otimizar seu carro para mantê-lo em perfeitas condições de funcionamento. Estar em perfeita sincronia tem a ver com sua evolução, e esta tem a ver com alcançar sua fonte para que você possa viver na luz.

Exercício

Se você observar as duas listas que descrevem as condições opostas de estar dentro ou fora de sincronia, uma faísca de reconhecimento surgirá dentro de você. Isso indica que mais luz e leveza aparecem por estar em sincronia do que por estar fora de sincronia. O fluxo desbloqueado de inteligência criativa torna sua existência mais vibrante, alerta, receptiva, ávida, dinâmica e apreciativa. Assim, realize uma atividade que dê vida a essas qualidades. Não se contente com o estado passivo de inércia. Mesmo a atividade física mais simples que faz você se sentir mais alerta e vivo é evolutiva. A evolução é o jogo completo, e você está evoluindo quando uma experiência faz você se sentir novo e renovado. O mesmo desejo impulsiona todas as células do seu corpo, então é natural que você o compartilhe total e perfeitamente.

SEMANA 4

ENERGIA VITAL

(Ramo da Ioga: *Pranayama*)

NESTA PARTE DA JORNADA

Cada ramo da Ioga Real revela o que é necessário para levar uma vida ideal. O quarto ramo, conhecido como *pranayama*, está relacionado com o fluxo livre da força vital ou energia vital conhecida como prana. No sistema de Ioga, o fluxo de prana dá vida, mas, ao contrário da energia física, o prana é consciente. Portanto, corresponde ao nosso estado de consciência.

Isso é de extrema importância. A experiência de estar vivo aqui e agora deve ser vital e vibrante. A mente e o corpo estão alertas, e a energia que associamos à juventude está presente por toda a vida. Idealmente, a Raja Ioga fornece um caminho para a energia e vitalidade ao longo da vida.

No entanto, esta é uma área em que a distância entre uma vida ideal e a vida real é muito ampla. O tempo é um arco descendente. Esperamos envelhecer e, embora a "nova terceira idade" tenha aumentado nossas expectativas em termos de saúde geral e expectativa de vida, a distância permanece.

Isso traz à tona um fato que a maioria das pessoas não conhece: o envelhecimento é um processo misterioso que ninguém definiu devidamente. Não há duas pessoas que envelhecem da mesma maneira. No momento da morte, a causa é normalmente a falência de um único órgão. Se a vida é baseada no DNA, que é uma cadeia de produtos químicos orgânicos simples, então deveríamos estar protegidos da implacabilidade da velhice, porque nossos componentes químicos básicos — carbono, oxigênio, hidrogênio e nitrogênio — não envelhecem. A maioria dos átomos do seu corpo é tão antiga quanto as estrelas.

Uma simples explicação para o envelhecimento parece impossível e, no entanto, é a única coisa de que precisamos. A Ioga Real oferece uma explicação muito compreensível: envelhecemos quando o prana, a força vital, diminui. Como átomos e moléculas, o próprio prana não envelhece, mas pode se enfraquecer em uma pessoa com o tempo. O quarto ramo da Ioga é dedicado às práticas de controle da respiração — em sânscrito, *prana* significa "respiração". Tradicionalmente, existem dezenas de exercícios respiratórios que visam a direcionar a respiração para finalidades muito específicas no corpo, inclusive a prevenção do envelhecimento.

Nesta semana, abordaremos a respiração a partir de um ângulo diferente. Prana, assim que você compreende, é sobre o ponto de encontro entre cada átomo na criação e a chama de vida que faz viver não apenas nosso corpo, mas o cosmos.

SEGUNDA-FEIRA

Sopro de vida

Comece repetindo silenciosamente o tema de hoje:

Eu me junto ao fluxo da vida a cada respiração.
Eu me junto ao fluxo da vida a cada respiração.

A natureza nos projetou para respirar pelo nariz, fato que só passa a ser notado com o início de um resfriado, uma alergia ou outra condição que obstrua a respiração nasal. Parece incrível, portanto, que a Ioga tenha descoberto que respirar pelo nariz tem um propósito oculto — é o portal pelo qual o prana entra no corpo.

Ao controlar sua respiração no portal, você pode potencialmente direcionar o prana para qualquer lugar à vontade. A Ioga oferece um roteiro dos caminhos sutis (ou *nadis*) que o prana segue. O mapa se parece muito com a rede de vasos sanguíneos e nervos mapeados pela anatomia médica moderna. A Ioga ensina que a energia vital está sempre em movimento, você está mais vivo quando está cheio de energia; alguém está doente ou velho quando está sem energia. No entanto, em um nível mais profundo, o prana segue o caminho traçado pela consciência, que é a verdadeira força criativa que habita em você e em todas as criaturas vivas.

Como os *nadis* são canais invisíveis e o prana não pode ser medido precisamente, ele não se encaixa na medicina moderna. Somente ao explorar sua própria consciência, os antigos *rishis* védicos, ou videntes, a descobriram. Em termos práticos, a Raja Ioga se preocupa em como o livre fluxo de prana pode aumentar sua qualidade de vida. Seus benefícios são vivenciados por cada pessoa, começando pela mente, o que faz sentido, já que o prana é o canal, ou portador, da consciência.

O PRANA ESTÁ FLUINDO LIVREMENTE QUANDO...

Sua mente está em alerta e você está pensando com clareza.

Você se sente em paz em seu interior.

Uma mente tranquila é acompanhada por uma respiração tranquila e regular.

Os *vrittis* mentais de ansiedade, preocupação e raiva se acalmam e eventualmente desaparecem.

Você experimenta uma sensação inata de bem-estar.

Sua saúde mental não é afetada pelo estresse.

Você tem uma sensação de vigor que se renova a cada dia.

Imediatamente você pode ver que o estado de prana determina a qualidade da vida de uma pessoa. Você foi concebido, de acordo com a Ioga, para que o prana flua livremente ao respirar pelo nariz. A respiração bucal está associada a desequilíbrios no corpo. Qualquer desequilíbrio serve como um indicador imediato de que o prana está bloqueado ou reduzido. Deixando de lado resfriados, alergias e problemas de saúde que impedem a respiração, as pessoas respiram pela boca quando estão ansiosas, estressadas, exaustas ou deprimidas, ou quando sofrem de insônia ou apneia do sono. Todas essas condições incômodas também estão associadas à diminuição da energia, tanto física quanto mental.

O PRANA ESTÁ BLOQUEADO QUANDO...

Você se sente cansado ou exausto.

Você perde a lucidez.

Você sente ansiedade.

Você apresenta nervosismo.

Você perde a sensação de paz interior.

Você não consegue prestar atenção sem ser facilmente distraído.

Você tem enfraquecimento muscular e perde a sua tonificação.

Você mostra sinais de envelhecimento.

Você se torna propenso a resfriados, gripes e doenças quaisquer.

Você demora mais para se curar do que o normal.

A respiração bucal está cientificamente ligada à apneia do sono. O mais intrigante é a complexidade do nariz humano quando estudado, não pelo sentido do olfato, mas pelo que acontece quando o ar entra. As minúsculas fibras que revestem a passagem nasal são claramente eficazes na filtragem de partículas transportadas pelo ar (até 20 bilhões por dia, de acordo com uma estimativa), além de aquecer o ar inalado em clima frio e resfriá-lo em clima quente, melhorando o funcionamento dos pulmões. Há também um efeito umidificante nas membranas mucosas do nariz que é benéfico para os pulmões.

No entanto, a Raja Ioga está mais focada no funcionamento do prana como o sopro da vida, o que significa que ela transmite a energia viva, que sabe da importância para o corpo — na verdade, para toda a criação — da união do organismo vivo como um só. Desde a célula até o cosmos, o fluxo do prana é sinônimo do fluxo da inteligência criativa.

Exercício

Por si só, respirar pelo nariz naturalmente permite que o prana flua livremente. Por isso, recomenda-se a qualquer pessoa uma meditação de respiração simples como a seguinte. Você pode incorporá-la como uma prática diária ou recorrer a ela em qualquer momento do dia quando quiser ficar mais calmo, mais focado e mais tranquilo internamente.

Então, sentado em um lugar tranquilo com pouca luz, feche os olhos e respire profundamente algumas vezes até se sentir tranquilo e pronto para meditar. Não apresse ou pule esses momentos introdutórios. Eles preparam sua respiração para entrar em sincronia com seu estado de consciência.

Direcione sua atenção para a ponta do nariz e sinta o ar entrando e saindo a cada respiração. (Depois de um momento, se você sentir que sua respiração está curta, entrecortada, irregular ou ofegante, deite-se sem meditar e deixe sua respiração voltar ao normal.) Depois, dê seguimento ao ritmo de entrada e saída de sua respiração. Não imponha um ritmo e não se importe caso ocasionalmente suspire profundamente ou sinta a necessidade de respirar pela boca. Esses são bons sinais, pois indicam que sua respiração está trabalhando para se reequilibrar.

Continue fazendo isso durante 5 a 20 minutos. Se você perceber que sua atenção está divagando, leve-a gentilmente de volta à ponta do nariz. Quando o tempo acabar, deite-se ou sente-se em silêncio para retornar do estado meditativo. Não se apresse para voltar à atividade. Leve o tempo que precisar para se reajustar a um estado de vigília relaxado, pronto para sua próxima atividade.

TERÇA-FEIRA

A chave para uma melhor respiração

Comece repetindo silenciosamente o tema de hoje:

Minha respiração energiza mente e corpo.
Minha respiração energiza mente e corpo.

Quando sua respiração é sólida, seu prana também é. Todas as funções do corpo são aprimoradas com um nível ideal de oxigênio no sangue, mas o envelhecimento, os problemas respiratórios, as alergias e a poluição do ar afastam a maioria das pessoas desse nível ideal. A respiração, de certa forma, é como o velho ditado "Por falta de um prego, o reino foi perdido" — mudanças progressivas na respiração podem desencadear pequenas reduções em áreas críticas como pressão arterial, saúde cardiovascular e função cerebral. O resultado é que quase todos podem se beneficiar solidificando sua respiração para que pequenas alterações não se apoderem.

Não estamos lidando neste livro com a respiração iogue controlada tradicional, que requer professor e disciplina, mas a respiração consciente, que é algo que todos podem e devem aprender. A respiração é o portal do prana, e as práticas de respiração consciente estão no topo para melhorar o fluxo de prana.

Aqui estão três exercícios respiratórios que foram muito estudados e validados.

#1 Respiração abdominal

Este exercício é baseado no entendimento de que a região inferior dos pulmões estimula o relaxamento. A fraca respiração, que usa principalmente a parte superior dos pulmões, está associada ao estresse, à ansiedade e aos ataques de pânico. O objetivo da respiração abdominal é usar o diafragma enquanto você inspira conscientemente uma respiração completa e profunda.

Sente-se ereto e comece a respirar lentamente. A cada inspiração, sinta o ar indo para a parte inferior do abdômen enquanto incha a barriga. Mova o diafragma para fora, certificando-se de respirar devagar e sem forçar. Quando sua barriga estiver cheia, expire deixando seus pulmões expelirem o ar naturalmente, da mesma forma que você soltaria um suspiro.

Repita por 5 a 10 minutos, sempre respirando pelo nariz. Se você sentir o impulso de respirar pela boca ou ofegar, não resista. Tente não se forçar, como todos os exercícios respiratórios, este deve trazer uma sensação de conforto. Com o tempo, você desenvolverá mais resistência.

#2 Respiração vagal

O nervo vago, que é um dos dez nervos cranianos que estão ligados diretamente ao cérebro, ficou muito famoso nos últimos anos. Ele desempenha um papel importante na regulação dos batimentos cardíacos, da respiração e dos intestinos. Além disso, ele diz ao seu corpo se você está estressado — os três órgãos estão relacionados com o desencadeamento da resposta ao estresse.

Ao estimular suavemente o nervo vago, você envia sinais de relaxamento e ausência de estresse por todo o corpo. A respiração vagal é a maneira mais simples de estimular o nervo vago, mas acaba sendo uma das mais eficazes para combater o estresse crônico de baixo grau, ao qual quase todos na vida moderna estão sujeitos.

Sente-se calmamente, respirando pelo nariz. Inspire lenta e confortavelmente, certificando-se de que seus pulmões estão cheios. Segure por alguns segundos e expire lentamente. O essencial aqui é inspirar conscientemente, fazer uma pausa sem esforço e expirar conscientemente. A consciência da respiração é tão importante quanto a técnica que está sendo usada.

Repita por 5 a 10 minutos. Acredita-se que a respiração vagal traga muitos mais benefícios do que relaxar e diminuir a resposta ao estresse, mas a melhoria nesses dois pontos já a torna valiosa.

A respiração vagal será eficaz para algumas pessoas, mas se você achar que a respiração lenta e consciente apenas aumenta a vontade de respirar de maneira rápida e irregular (o que é típico em situações de estresse agudo) ou, se você sentir os menores sinais de pânico, interrompa essa prática. Em tais situações, deitar e respirar normalmente com os olhos fechados começará a retirar o corpo da resposta ao estresse. Isso pode ser seguido pela meditação, mas, novamente, se ir em direção ao seu interior o deixar excessivamente consciente de seu estresse e ansiedade, pare de meditar e sente-se em silêncio, sendo gentilmente consciente de seu corpo e de sua respiração.

#3 Respiração regulada

Este é um exercício avançado, pois está relacionado com técnicas formais de *pranayama*. No entanto, a respiração regulada é uma etapa da respiração vagal. Neste exercício, você deve contar as suas respirações, trazendo controle consciente para o ato de respirar.

Sente-se calmamente, respirando pelo nariz. Se você se sentir um pouco distraído ou tenso, respire fundo algumas vezes até se sentir relaxado e tranquilo. Agora, inspire lentamente contando até 4, expire lentamente contando até 8, depois conte até 8 antes de respirar novamente. Em outras palavras, 4-8-8 para um ciclo respiratório. Mesmo nesse estágio inicial, a respiração regulada pode ser um pouco desafiadora para alguns, pois vai contra o hábito da respiração inconsciente a que todos estão acostumados.

Entretanto, vale a pena dominar a técnica, visto que traz relaxamento profundo e mudanças na atividade das ondas cerebrais. Ao simplesmente regular a respiração, você pode entrar no estado meditativo, que é representado pelo aumento da atividade de ondas alfa. Com a prática, é possível colocar o cérebro no mesmo estado de sono profundo, embora ainda esteja alerta e acordado.

Se ainda não está à vontade com essa ideia, comece praticando o ritmo 4-8-8 por um período. Em seguida, passe para períodos mais longos. Seu objetivo é 6-12-12, ou seja, inspire contando até 6, expire contando até 12 e espere até 12 antes de respirar novamente.

Um dos efeitos da respiração regulada é diminuir o número de respirações feitas por minuto. O número médio para alguém em repouso é de 12 a 16 respirações por minuto. A respiração regulada diminui drasticamente a frequência e, se você atingir uma contagem de 6-12-12, poderá respirar apenas duas vezes por minuto. Os iogues avançados podem diminuir a respiração (juntamente com os batimentos cardíacos e o consumo de oxigênio) a um nível que atinge o estado de consciência mais próximo da fonte (*samadhi*).

Uma oferta intrigante é estendida às pessoas no cotidiano. A Ioga não mede uma vida inteira através dos anos, mas através de quantas respirações são feitas. A respiração mais lenta, se feita conscientemente, envolve poucas respirações por minuto, resultando em uma vida mais longa. O conceito geral faz sentido. Respirar lentamente indica um estado relaxado que é menos afetado pelo estresse. Ainda não se sabe em quanto tempo a expectativa de vida de alguém pode ser prolongada, mas não há dúvidas dos benefícios de uma mente mais calma, de uma consciência mais profunda e de uma fisiologia mais regulada.

QUARTA-FEIRA

O prana e a luz

Comece repetindo silenciosamente o tema de hoje:

> *Direciono todas as minhas energias para a luz.*
> *Direciono todas as minhas energias para a luz.*

Ao falarmos sobre melhorar a qualidade de vida, deveríamos dizer *qualidades* de vida. Uma vida ideal é construída em cima elas. Por exemplo, se você se concentrar em aspectos externos, seja dinheiro, status e posses, como indicadores de uma boa vida, você não chegou perto das qualidades que importam. À medida que o prana percorre o seu corpo, ele dá vida a cada célula com as qualidades primárias que também trazem energia vital para você como pessoa.

AS QUALIDADES PRIMÁRIAS DO PRANA

Frescor, renovação

Vitalidade, vivacidade

Criatividade

Autossuficiência

Inteligência

Crescimento, evolução

Estas são as qualidades que fazem do prana uma energia viva e nos conectam diretamente com a luz, porque o prana é o portador da consciência. A Ioga defende que quanto mais perto da fonte você estiver, mais poderosa será a consciência. O prana alcança um grau sutil muito mais próximo da fonte do que os processos físicos do corpo.

Cada respiração traz oxigênio, que tem propriedades químicas que interagem com as propriedades físicas de milhares de outras moléculas no nível celular. Entretanto, a célula não teria vida sem as qualidades listadas acima. Pense na sucata enferrujando em um ferro-velho. Nessa situação, dois átomos de oxigênio e ferro estão envolvidos, mas o resultado final é que o ferro se decompõe e se deteriora.

Os mesmos átomos de oxigênio e ferro interagem em sua corrente sanguínea, conferindo a cor aos glóbulos vermelhos do sangue. No entanto, o efeito é exatamente o oposto do ferro enferrujado. O oxigênio é usado para nutrir as qualidades da vida — renovando cada célula, dando a ela vida, permitindo que a célula se sustente e cresça. Sem as qualidades carregadas pelo prana, o lado físico da vida se deterioraria em reações químicas aleatórias, levando ao caos e à decadência.

O prana tende automaticamente para as qualidades da vida enquanto você respira, mas é possível optar por ampliar ou diminuir sua eficácia. O que lhe dá controle sobre o prana é o seu estado de consciência. Como o prana tem a mesma fonte de consciência pura que você, ele é afetado pelo seu estado mental. Assim, considere dois estados psicológicos — ansiedade e depressão — que dificultam o fluxo de prana. Quando o prana está enfraquecido, a vida parece monótona, debilitada, insegura, exaustiva, opressiva em suas funções diárias e sem qualquer sensação de vitalidade. Essa é precisamente a descrição clínica da depressão e da ansiedade.

Os remédios usados para tratar a ansiedade e a depressão não curam essas condições. Essa questão sempre foi um desafio para a psiquiatria, mas a Ioga Real indica um fenômeno muito mais significativo. As mesmas áreas do cérebro afetadas por esses remédios são afetadas da mesma forma por meio de terapia. Ou seja, conversar com um terapeuta sobre como você se sente — as suas experiências quanto às qualidades de vida — pode aliviar a ansiedade e a depressão de forma tão eficaz quanto os remédios, e sem apresentar efeitos colaterais. A explicação da Ioga para isso é que ir ao âmbito das qualidades (isto é, da experiência subjetiva) permite que o prana seja conscientemente redirecionado a um padrão mais saudável.

Este é um excelente exemplo da ideia básica do que a Raja Ioga oferece: você só pode mudar o que conhece. A consciência guia o prana e o prana comunica às suas células as mudanças que você deseja fazer.

Exercício

A conclusão básica de hoje é que mudar a qualidade de sua vida depende de mudar as muitas qualidades de sua vida. Uma intenção geral ("quero que as coisas melhorem") não é eficaz. O que é eficaz é focar as qualidades primárias que o prana carrega enquanto se move pela mente e pelo corpo. Observe a lista de qualidades e comece a se concentrar em uma ou duas delas.

Como você pode renovar a sua vida em vez de mantê-la na rotina? Que atividade criativa você pode retomar? Com quais problemas e desafios diários você consegue lidar de forma inteligente? Seja específico. Anote os pensamentos que chegam até você. Uma grande ajuda é consultar um amigo ou familiar de confiança que exemplifique a qualidade que você deseja desenvolver. Pode ser alguém extremamente criativo, autossuficiente ou inteligente para lidar com os próprios problemas. Quando você se envolve em um vai-e-vem estimulante, você está dando vida ao fluxo de prana em alguns pontos, o que é metade da resposta.

QUINTA-FEIRA

Cura energética

Comece repetindo silenciosamente o tema de hoje:

Redireciono a minha energia para onde for necessário.

Redireciono a minha energia para onde for necessário.

A conscientização traz mudança. Para onde quer que você direcione a sua consciência, ocorre uma mudança na maneira como o prana flui. Esse princípio está no cerne do trabalho energético, um termo amplo que pode ser aplicado às terapias orientais tradicionais, como Ayurveda, qi gong e acupuntura, ou à moderna quiropraxia e osteopatia. Todas elas dependem do redirecionamento da energia vital em um grau tênue.

Neste exato momento, você está redirecionando o prana de maneiras que ajudam a potencializar ou interferir no processo de cicatrização. Você não pode mudar os caminhos pelos quais o prana flui, — eles são tão fixos quanto os vasos sanguíneos ou o sistema nervoso central — mas você pode melhorá-lo de várias maneiras.

AS PRÁTICAS PARA MAXIMIZAR O PRANA

Meditar.

Controlar a respiração.

Comer alimentos o mais frescos possível, beber água pura, respirar ar puro.

Dormir tranquila e profundamente.

Reduzir o estresse.

Manter uma perspectiva otimista.

Envolver-se em alongamentos e movimentos constantes ao longo do dia.

Sair para a Natureza.

Evitar o esgotamento mental e físico.

Nada nesta lista é novo ou surpreendente, como deveria ser. Cada ramo da Ioga assume um ponto de vista diferente sobre o mesmo objetivo, que é alcançar uma vida ideal. No entanto, lembretes constantes para fazer o que é bom para você não são eficazes como motivação. É necessário vivenciar a mudança na direção da cura, o que aumenta seu desejo pelo sentimento. Na terminologia moderna, você precisa criar um ciclo de feedback positivo.

A maneira mais simples e natural de fazer isso, quando se trata do prana, é colocá-lo em movimento. A água corrente permanece fresca; água estagnada, não. A mesma ideia vale para o prana. Se você retornar à lista acima, cada prática estimula o prana a circular naturalmente, sem esgotar ou exaurir a sua energia. A meditação pode parecer uma exceção, mas não é, pois, ao acalmar a atividade da mente (*vrittis*), a meditação abre os canais sutis por onde flui o prana.

Exercício

Você pode fortalecer seu prana de maneira fácil e suave tornando sua rotina diária um pouco mais consciente. Mova-se e alongue-se a cada hora. Escolha as verduras e os legumes mais frescos do mercado. Não coma sobras. Foque em ter um sono regular e de boa qualidade. Medite, mesmo que apenas por alguns minutos. Essas mudanças graduais exigem que você preste atenção pois, uma vez que um ciclo de feedback positivo é configurado, ele se torna cada vez mais automático. As palavras-chaves do prana são *natural*, *espontâneo* e *fácil* — literalmente tão fáceis quanto respirar.

SEXTA-FEIRA

Criação eterna

Comece repetindo silenciosamente o tema de hoje:

Eu sou parte de uma criação viva e que respira.

Eu sou parte de uma criação viva e que respira.

O prana resolve um mistério que desafia a explicação. Se você analisar um zangão a partir dos conhecimentos de um engenheiro aeronáutico, o inseto é muito pesado, lento e grande para voar. De maneira semelhante, o corpo humano não deveria estar vivo se fosse analisado somente do ponto de vista externo. Nenhum de seus componentes químicos está vivo. Se você pegar uma célula muscular agitada ou uma célula cardíaca pulsante e traçar sua composição de trás para frente, da célula às moléculas e depois aos átomos, e depois analisar as proteínas essenciais que compõem cada célula, a vida terá desaparecido. A molécula mais complexa dentro de você, o seu DNA, de alguma forma, aprendeu o truque de se dividir perfeitamente ao meio, e não há dúvida de que a vida se baseia em transmitir esse truque para que as células possam se dividir.

Desde que você surgiu como uma única célula no ventre de sua mãe, você foi o feliz resultado desse truque. No entanto, o DNA descompactando-se no meio ainda é um processo puramente químico, não muito diferente da forma como os cristais se multiplicam. Pegue uma solução densa de açúcar e água, prenda um barbante com um único cristal de açúcar nela e, durante a noite, muitos outros cristais o cercarão magicamente. Um torrão de açúcar se desenvolve espontaneamente e continua se desenvolvendo enquanto a solução de açúcar for densa o suficiente, mas os cristais não estão vivos e, mesmo com bilhões de anos para evoluir, eles nunca ganham vida.

O mistério da vida desaparece quando você percebe que tudo está vivo, e o que mantém tudo vivo é o prana. A faísca da vida não é física, a vida faz parte da própria existência. Ela surge em todos os graus da criação, incluindo o cosmos físico e o átomo. Sem inteligência criativa, seu corpo não sobreviveria nem mais um minuto. Em todos os graus, o prana sabe como sustentar a vida.

AS FUNÇÕES VITAIS DO PRANA

Trazer nutrição para cada célula.

Determinar se deve criar, destruir ou manter a vida.

Promover crescimento e evolução.

Organizar e regular todos os processos.

Sincronizar todos os biorritmos do corpo.

Conectar mente e corpo de forma dinâmica.

Nenhuma dessas funções pode ser explicada somente através de processos físicos. Por onde quer que a inteligência criativa flua, o prana flui dentro dela. A física considera a matéria e a energia como os blocos de construção da criação, mas isso ignora o elemento crítico da inteligência.

O prana *sabe* o que está fazendo. Você pode ver como isso é vitalmente importante se você pensar na eletricidade que alimenta a iluminação, o aquecimento e os eletrodomésticos de sua casa. Você consegue conceber a corrente elétrica sabendo a diferença entre uma secadora, uma lâmpada fluorescente e um aquecedor antes de chegar a esses aparelhos?

A Ioga defende que tudo na criação é uma transformação da consciência em diferentes estágios. Os oito ramos da Ioga são graus de transformação. Você pode optar por expandir seu controle em um grau separadamente, da mesma forma que o *pranayama* controla a respiração e o *asana* controla a fisiologia, mas cada ramo é um aspecto do todo. Como diz um ditado védico: "A Ioga é como uma mesa com oito pernas. Mova uma perna e toda a mesa se move."

A consciência pura é atemporal, assim como o prana. O ato de criação acontecendo em seu corpo na próxima fração de segundo, que compreende centenas de milhares de reações químicas em uma única célula, é o mesmo ato de criação que ocorreu no Big Bang e em todos os momentos depois. Assim, o prana liga você à criação eterna. O Gênesis, como a Ioga o vê, é o agora.

Exercício

Em sua mente, veja-se colhendo uma maçã de uma árvore. Dê uma mordida na maçã e engula. Siga mentalmente o caminho da maçã enquanto ela é digerida e renuncia a sua energia. Depois, veja a energia entrando em uma célula do coração e alimentando um único batimento cardíaco. Agora pergunte a si mesmo: em que ponto a vida deixou a maçã? Houve apenas estágios de transformação enquanto o fruto ia da árvore para o seu coração. Em cada etapa, diferentes processos aconteceram. (Poderíamos estender este exemplo aos resíduos da maçã digerida que retorna à terra para nutrir uma muda de macieira, perpetuando o círculo da vida.) No entanto, a cadeia de energia é ininterrupta, assim como o fluxo da vida.

Neste exercício, você compreendeu a natureza eterna do prana. Ela se move, se transforma, é guiada passo a passo sabendo o que precisa fazer. A ligação entre a vida e a consciência nunca é quebrada, graças ao transporte que carrega a vida e a consciência, que é o prana.

SEMANA 5

PERMANECER NA LUZ

(Ramo da Ioga: *Pratyahara*)

NESTA PARTE DA JORNADA

A Raja Ioga é uma jornada para alcançar a vida ideal. O quinto ramo, conhecido como *pratyahara*, é o divisor de águas nesta jornada. Com ele, você aprende como viver na luz permanentemente. Em vez de ter um vislumbre de amor, compaixão, criatividade, beleza, verdade e outros valores da consciência superior, eles agora são seus impulsos naturais. Você consegue experimentá-los sem ter a mente constantemente agitada bloqueando o caminho.

Na Ioga clássica, o *pratyahara* é descrito como "a retirada dos sentidos", o que não é fácil de entender no começo. Se você está olhando para um objeto — uma maçã, uma televisão, outra pessoa — como pode não enxergá-lo? É possível realmente retirar o seu sentido da visão? Sim, e você faz isso o tempo todo desligando-o. Você deixa de prestar atenção no que seus olhos mostram e passa a prestar atenção no seu mundo interior. Você também pode ouvir sem escutar, e é por isso que dizemos: "Desculpe, eu estava distraído e não entendi o que você disse". Seus ouvidos relataram o som de outra pessoa falando, mas sua atenção estava em outro lugar.

83

Depois que você se desligou do mundo externo, o *pratyahara* ensina o que fazer a seguir: encontre a luz e permaneça nela. Você sabe que conseguiu essa façanha porque as seguintes coisas acontecem:

Você vivencia seu corpo como a porta de entrada para a felicidade.

Você dissipa as impressões cármicas.

Você vence o medo.

Você enxerga o caminho evolutivo e o segue.

Você começa a viver no grau das soluções, em vez do grau dos problemas.

Na semana 5, abordaremos as práticas que levam a cada uma dessas vitórias, porque é isso que elas são. Com isso, as causas profundas da dor e do sofrimento são derrotadas de uma vez por todas.

SEGUNDA-FEIRA

Em casa sob a Luz

Comece repetindo silenciosamente o tema de hoje:

Eu acolho a luz como ela me acolhe.

Eu acolho a luz como ela me acolhe.

A luz é o lugar onde você pertence. Esta é uma das verdades mais básicas defendida pela Ioga Real. O lugar a que você pertence também pode ser chamado de "casa", portanto, seja qual for a sensação de lar, viver na luz deve ser o mesmo. As características do lar são conhecidas por todos: uma criança que cresce em uma família segura e amorosa aprende o que lar representa, e essas impressões duram a vida toda. A casa é, ou deveria ser:

Acolhedora

Familiar

Segura

Relaxante

Feliz

Amorosa

Carinhosa

Uma criança afortunada o suficiente para experimentar essas coisas simplesmente desde o lar depende dos pais para estabelecer essas características. Com a Raja Ioga, você descobre que elas existem em você — a luz as fornece. O quinto ramo da Ioga, *pratyahara*, ensina como se estabelecer na luz, olhar ao redor e saber o que realmente é o lar: é o lugar onde você pode ser você mesmo. Normalmente, você sai de casa para desbravar pelo mundo e retorna, diversas vezes, ao longo de sua vida. Com o *pratyahara*, fazer da luz o seu lar é diferente porque você pode permanecer lá sem nunca sair.

Descobrir que isso é possível representa um avanço. Anteriormente, os primeiros quatro ramos da Ioga envolviam ir e vir. Você está navegando em constantes mudanças no mundo ao seu redor, em suas experiências e na atividade da mente e do corpo. A partir disso, o *pratyahara* funde ir e vir gradualmente até que você se torne como um ponto imóvel no mundo em movimento.

Algumas descobertas são dramáticas, mas não é porque você está fazendo pouco além de se acolher em casa. É por isso que a Ioga é frequentemente descrita como a "jornada do retorno". Você reconhece que o mundo "interno" possui todas as qualidades de um lar, o que é muito diferente das histórias que contamos a nós mesmos sobre demônios escondidos, forças das trevas, memórias dolorosas e até mesmo a ameaça de enlouquecer se olharmos para dentro com atenção. Todas essas histórias desaparecem quando você segue o caminho traçado pela Raja Ioga. Seu mundo interior não é um subterrâneo escuro, em vez disso, é a porta de entrada para o seu verdadeiro eu. Os chamados demônios e forças das trevas são apenas outro tipo de *vritti* que bloqueia a luz.

Na Ioga Real, você nunca sofre ou luta contra *vrittis*. Você permite que a consciência dissolva-os, o que acontece aos poucos. Um dos segredos mais valiosos da Ioga é que fica mais fácil, e não mais difícil, dissolver os *vrittis* à medida que você presta atenção no seu interior. O *pratyahara* ensina a facilitar o processo de limpeza de *vrittis*, começando com o seguinte exercício.

Exercício

A prática mais básica no *pratyahara* é uma análise corporal completa. Encontre um lugar tranquilo onde você pode se deitar confortavelmente, seja sua cama ou um tapete macio. Deite-se de costas com os braços ao seu lado. Feche os olhos e respire fundo algumas vezes para relaxar.

Preste atenção em seu interior e comece a analisar o seu corpo, partindo dos dedos dos pés, sentindo a experiência conforme você vai, lenta e firmemente, em direção à sua cabeça. Por análise, quero dizer deixar sua consciência passar por você enquanto percebe o que quer que chame sua atenção. Você pode notar quão quente ou frio seu corpo está, quão leve ou pesado, quão agradável ou desconfortável uma determinada sensação pode parecer. Não aborde este exercício com quaisquer expectativas. Usar a consciência para observar o seu corpo é a única coisa que você precisa fazer.

Depois de terminar a análise do corpo inteiro, relaxe com a sensação de estar confortável dentro de si mesmo. Este é o passo básico que a Ioga chama de "retirada dos sentidos". Você não está se concentrando no que pode ver, ouvir, tocar, saborear ou cheirar fora de si mesmo. Você está simplesmente experimentando estar "presente".

Se quiser, você pode fazer uma segunda análise, desta vez percebendo a sensação básica de retornar para casa. As qualidades que você procura foram listadas acima como acolhedora, familiar, segura, relaxante, feliz, amorosa e carinhosa. Para ajudá-lo a se concentrar, pode ser útil recordar uma memória ou imagem de uma época em que você se sentiu bem-vindo e, em seguida, deixar esse sentimento inundar o seu corpo. O mesmo pode ser feito com as outras qualidades. Use uma lembrança de estar seguro, relaxado, feliz e assim por diante. Para algumas dessas qualidades, você provavelmente não precisará de memória, pois, apenas dizer a palavra para si mesmo trará uma sensação de sentimento correspondente.

Este exercício se aprofundará quanto mais você o praticar, e você o perceberá cada vez mais agradável se ele fizer parte da sua rotina diária.

TERÇA-FEIRA

Sementes do carma

Comece repetindo silenciosamente o tema de hoje:

Eu me libertei de antigas memórias.
Eu me libertei de antigas memórias.

A Raja Ioga mostra como assumir o controle de sua vida, o que fortemente aplica-se ao carma. A maioria das pessoas está presa em suas ações passadas, que são a área do carma. Isso acontece de maneira sutil e invisível, pois o carma opera abaixo do nível dos pensamentos e sentimentos. Para escapar dele, o *pratyahara* mostra como chegar ao patamar onde as sementes cármicas são plantadas, com o objetivo de impedir que elas brotem. O princípio é o mesmo que capinar um jardim. É difícil arrancar uma erva daninha crescida, mas é mais fácil arrancar uma erva daninha que é apenas uma muda, e ainda mais fácil jogar fora a semente da erva daninha antes que ela brote.

Carma é a palavra sânscrita para "ação", mas não se refere a cada pequena coisa que você ou que seu corpo faz. Os carmas são ações que deixam uma memória para trás: seu primeiro dia na escola, primeiro beijo, perda de dinheiro em um cassino, ou simplesmente o ato de bater seu carro — esses são eventos memoráveis. Se uma memória for forte o suficiente, ela pode se encarregar, colorir ou até mesmo controlar sua vida de várias maneiras. Um divórcio doloroso dita o seu próximo relacionamento, por exemplo. Como alguns eventos são dolorosos de recordar, memórias de humilhação, derrota, fracasso, contratempos e perdas indicam o poder que o passado tem sobre nós.

No funcionamento do carma, uma memória positiva pode ditar ou controlar sua vida também. O quarterback do ensino médio que descobre que nada na vida adulta é tão bom quanto ser um herói adolescente é ofuscado por uma memória positiva. A ideia de bom ou ruim é como a maioria das pessoas enxerga o carma, mas a Raja Ioga se preocupa com o vínculo de todos os carmas, a aderência que permite que as memórias ditem ou controlem nossas vidas.

No *pratyahara*, existem maneiras práticas de atingir um estado de consciência em que você usa suas memórias, e não o contrário.

OBTENHA O CONTROLE DAS SUAS MEMÓRIAS

Não acredite em tudo que você lembra.

Substitua memórias ruins por pensamentos positivos.

Não viva no passado.

Sinta o medo, mas siga em frente de qualquer maneira.

Se uma lembrança o distrair, reserve um tempo para focar.

Não repita o passado só porque sua memória manda.

Pratique estar na luz através da meditação.

Lembre-se de que a única realidade permanente é a felicidade.

As memórias menos confiáveis surgem do medo. Digamos que você queira pedir um aumento no trabalho, mas lembra que da última vez que fez isso foi negado. Caso essa lembrança seja suficiente para impedi-lo de pedir um aumento; sabia que a lembrança está controlando você e, como resultado, você derrota a si mesmo. Você pode reverter a situação se perceber que hoje é um novo dia, o que o motiva a entrar e pedir aumento sem ser ofuscado pelo passado.

As práticas para obter controle sobre suas memórias funcionam como diretrizes gerais para todos, mas são mais eficazes se você tiver uma visão de caminhar constantemente em direção à luz. Tenha em mente que a luz da consciência pura é a cura final e que estar na luz o coloca no eterno agora, que o passado não pode tocar.

Exercício

O *pratyahara* ensina que você pode desativar seu carma privando-o de atenção, já que isso é o que faz as sementes cármicas brotarem e crescerem. Quanto mais cedo você notá-las, melhor, o que garante o mínimo de dor e esforço. Assim, uma vez que você dominar o exercício seguinte, não haverá nenhuma semente.

Deite-se de costas, com os olhos fechados, e respire fundo algumas vezes. Leve a sua atenção até a região do seu coração. O carma é mais fácil de detectar através de sensações e emoções fracas no coração. De uma maneira fácil, sinta seu coração ficando quente e relaxado. Se isso ajudar, você pode visualizar um brilho quente e dourado inundando seu coração.

À medida que os pensamentos surgem, eles podem chamar sua atenção, o que é natural. Assim que puder, retorne ao calor do seu coração. Um pensamento ou uma sensação pode ser desagradável. Diga a si mesmo: "Não preciso mais de você" e retome o exercício. Se surgir uma forte lembrança ou sentimento negativo, abra os olhos, respire fundo algumas vezes e deixe ir embora. Depois, quando se sentir mais à vontade consigo mesmo, volte ao exercício.

Você pode escolher por quanto tempo deseja realizar esse exercício. Funciona bem por alguns minutos ou até meia hora, ou mais, mas seria melhor se você começasse com uma duração mais curta. Se você está lidando com uma memória dolorosa, a atitude que você deve ter é convidar a memória a ir embora. Não há razão para o passado se prolongar sobre o presente. Toda energia negativa se dissipará assim que você aprender como deve usar suas memórias, e não o contrário.

QUARTA-FEIRA

Expondo os três mitos

Comece repetindo silenciosamente o tema de hoje:

Eu compartilho uma consciência com meu corpo.

Eu compartilho uma consciência com meu corpo.

Ao permanecer na luz, você começa a dissolver a separação da mente e do corpo. A mesma inteligência criativa flui através de ambos, que compartilham a mesma fonte em pura consciência. No entanto, o lugar para onde o *pratyahara* leva você não é a mente nem o corpo. É um campo silencioso de consciência, e as sensações fracas que surgem no campo são como faíscas ou impulsos criativos.

Uma mudança em sua perspectiva é necessária para habitar plenamente esse campo de consciência. É aqui que você encontra seu verdadeiro eu. Qualquer outra versão de si mesmo — física, mental, social ou emocional — é secundária, um subproduto do fluxo da inteligência criativa. Não há razão para julgar você mesmo contra esses eus secundários. Eles brotam da única fonte de onde brota toda a criação. O problema é que os confundimos com quem realmente somos, logo um conjunto de falsas crenças nos cerca e bloqueia a jornada para o verdadeiro eu.

Você dissipará seu antigo condicionamento e suas falsas crenças descansando no campo da consciência; a luz oferece um sentimento de felicidade, unidade e pertencimento que nenhum eu secundário pode igualar. Mas a Raja Ioga também trata do conhecimento (*vidya*) que contém a verdade, e ela, como diz o ditado bíblico, pode libertá-lo.

Para se aproximar da verdade sobre quem você realmente é, examinaremos o seu oposto, ou seja, o oposto da verdade é o mito, e três poderosos mitos sobre mente e corpo que perpassam a sociedade.

Mito #1: Você está preso dentro de seu corpo.

Mito #2: Você foi criado a partir da matéria.

Mito #3: Seu cérebro é o responsável pelo pensamento.

Esses são mitos tão difundidos que você provavelmente nunca os questionou, mas se quebrarmos cada mito, você chegará mais perto de fundir seu corpo-mente com o campo de luz. Só então você experimentará quem você realmente é.

Mito #1: Você está cativo dentro de seu corpo.

Você pode se sentir dentro de sua cabeça olhando para o mundo, absorvendo imagens, sons, sabores, cheiros e texturas? Esta é uma experiência tão convincente que é difícil entender que é falsa. Mas o Royal Yoga ensina que sim. Você não está "dentro" de sua cabeça ou de seu corpo.

Seu corpo é uma zona de consciência e sua mente compartilha a mesma zona de consciência. *Pratyahara* ensina esta verdade fundamental.

Quando as duas zonas de consciência estão separadas, você pode se sentir como um prisioneiro em seu corpo devido à dor, doença e envelhecimento. A mente quer escapar dessas experiências e é levada à separação como única saída. Mas, uma vez que você quebra o mito de estar "em" seu corpo, você percebe que existe apenas uma zona — o corpo-mente — compartilhando a mesma vida. Com essa percepção, vem a capacidade de se libertar de ser refém. Fundidos como uma consciência, você abre a possibilidade de não ser seu corpo ou sua mente. Essa percepção o liberta da dor e do sofrimento e torna o envelhecimento irrelevante. Você cresce na verdade de que é atemporal e, ao mesmo tempo, a felicidade supera qualquer dor física ou mental.

Mito #2: Você foi criado a partir da matéria.

Esse mito nasceu da visão de mundo que remonta toda a criação a eventos físicos, processos e coisas. A coisa pode ser tão pequena quanto um quark, o evento tão gigantesco quanto o Big Bang. As concepções de mundo são constantes, mas isso não as torna verdadeiras. Ao mostrar que você pode experimentar a si mesmo como uma zona de consciência, o *pratyahara* o liberta da armadilha do materialismo. Você começa a viver a verdade de que a consciência é abrangente.

A comprovação de que esta consciência abrangente existe (chame--a de Deus ou deuses, mente do Buda, Brahman) atormenta a humanidade por séculos, mas podemos acabar com toda confusão e conflito de forma bastante simples. A prova de que a consciência está por trás de tudo se resume a uma coisa: saber. A Natureza sabe o que está fazendo. Se a Natureza fosse apenas eventos aleatórios que misturam matéria e energia, ela não saberia nada e a existência não teria sentido. No entanto, cada célula do seu corpo sabe como se sustentar ao organizar centenas de milhares de reações químicas por segundo. Uma célula não é um pacote de proteínas boiando em uma sopa aquosa. É a inteligência organizada. Todo ser vivo é uma inteligência organizada e não há razão para afirmar que essa inteligência não precedeu a vida na Terra. Todo o cosmos que leva à vida na Terra é uma sequência de eventos governados e controlados pela inteligência criativa.

O *pratyahara* ensina que você também pode governar e controlar os eventos em seu corpo porque você é a mesma inteligência criativa que está no centro de tudo. Os iogues mais experientes atingem um grau de controle tão incrível que podem reduzir conscientemente funções vitais, como frequência cardíaca, respiração e temperatura corporal, quase a zero, à medida que ele se funde totalmente à zona de consciência. O próximo passo é apagar todas as limitações físicas. Os iogues experientes conseguem experenciar estar em dois lugares simultaneamente ou até mesmo visitar outras dimensões. Sem explorar o *pratyahara* tão profundamente, como Patanjali faz no *Yoga Sutras*, a questão desses poderes avançados — *siddhis* — permanece distante da vida cotidiana. No entanto, você pode obter muito mais controle sobre o físico do que imagina, graças à liberdade de consciência com a qual os humanos são dotados. No mínimo, ao aceitar seu corpo como uma zona de consciência, você o libera para curar, evoluir, fortalecer sua imunidade e resistir ou reverter o envelhecimento. Esses processos ocorrem na consciência compartilhada do corpo-mente.

Mito #3: Seu cérebro é o responsável pelo pensamento.

Transformar o cérebro em um órgão pensante é um desdobramento do materialismo. Sempre que você for tentado a acreditar que seu cérebro é o pensador, não você, o seu arredor. Sua TV está obrigando os atores de um filme a fazer o que eles fazem? O piano aprendeu a tocar Bach? O seu computador sabe o que você quer dizer quando digita uma palavra? Uma televisão, um piano e um computador são instrumentos passivos esperando que a consciência os ative. Da mesma forma acontece a pura ilusão ao afirmar que o cérebro pode pensar.

As substâncias químicas em uma célula cerebral são as mesmas das células da pele de seu dedão do pé, e o funcionamento dessas primeiras difere muito pouco das funções de todas as outras células do corpo. Um pedaço de massa cinzenta de 3 quilos não pode escapar de seu status de uma leva de substâncias químicas, e também não devemos atribuir amor, compaixão, criatividade e assim por diante a ela. O cérebro nem sabe que existe. Até que o crânio seja aberto para revelá-lo, não há experiência subjetiva que diga: "Aqui estou. Eu sou seu cérebro."

O *pratyahara* ensina que seu cérebro ocupa a mesma zona de consciência que o resto do seu corpo. A inteligência criativa flui através de cada célula, ou seja, uma célula cerebral não é excepcional. A inteligência criativa em seu sistema imunológico recebe as tarefas necessárias para mantê-lo saudável e protegido contra organismos patogênicos. Essa inteligência é tão complexa que o sistema imunológico foi apelidado de "cérebro flutuante", cuja casa está na corrente sanguínea e no sistema linfático, que, por sua própria natureza, estão em constante movimento.

Uma célula cerebral é importante porque sua tarefa é transmitir palavras, pensamentos, impulsos, desejos, esperanças, medos e tudo mais associado à mente. O próprio cérebro nunca teve um pensamento, mas quando fundido com o campo da inteligência criativa, o corpo-mente, o cérebro contribui para a totalidade da vida. Unidade é tudo. Se você afirma que a mente cria o cérebro ou que o cérebro cria a mente, nenhuma afirmação é válida sem que a outra seja válida. Essa é uma fusão natural que dá à Raja Ioga sua base na realidade.

Exercício

As práticas de *pratyahara* lhe dão mais domínio sobre seu corpo, o que começa ao encontrar o botão de controle em sua consciência. Para isso, deite-se confortavelmente de costas e, com a mão no esterno acima do coração, sinta seu batimento cardíaco. Depois, retire-a e sinta seu batimento cardíaco apenas em sua consciência corporal.

Você pode ter que repetir isso algumas vezes, mas a maioria das pessoas pode facilmente sentir uma pulsação nas proximidades do coração, e muitas podem sentir seus batimentos cardíacos reais.

Agora coloque suas mãos ao lado do corpo e transfira a sensação de pulsação para as pontas dos dedos. Sinta a leve pulsação do sangue correndo por entre seus dedos. Este exercício mostra que você tem mais controle sobre a consciência corporal do que pensa. É possível ter a intenção de sentir seu corpo leve ou pesado, quente ou frio, sólido ou oco. Com a prática, você pode diminuir intencionalmente a frequência cardíaca e a respiração, e a intenção será suficiente para criar essas mudanças. No entanto, todo o processo começa mostrando a si mesmo que você pode se fundir na zona do corpo-mente e mover sua consciência para onde quiser.

QUINTA-FEIRA

Mentiras mágicas

Comece repetindo silenciosamente o tema de hoje:

> *Eu vibro no campo da luz.*
> *Eu vibro no campo da luz.*

Quando o *pratyahara* trata da retirada dos sentidos, a principal razão é voltar-se para o seu interior, mas há outra razão igualmente importante: não se pode confiar nos sentidos. Todo mundo tem uma noção disso, pois sabemos, apesar do que os nossos olhos enxergam, que o sol não nasce, de fato, pela manhã e se põe à noite. Entretanto, a Ioga vai muito além ao afirmar que os cinco sentidos nos envolvem em uma teia de mentiras mágicas. Você não pode estar em contato com a realidade, incluindo a do seu verdadeiro eu, se estiver sob o feitiço dessas mentiras.

A Ioga descreve todo o esquema de mentiras mágicas como *maya*, ou "ilusão", mas acho que essa terminologia deixa as pessoas desconfortáveis. Se este mundo é uma ilusão, então a que devemos nos agarrar? O mundo físico e tudo nele não vão a lugar nenhum, não importa o que a Ioga afirme. Claramente, você não pode viver no mundo e ao mesmo tempo chamá-lo de uma completa mentira — ninguém poderia suportar psicologicamente tal pensamento duplo.

O *pratyahara* mostra outro caminho, que se baseia em uma palavra aparentemente inocente, mas que tem um poder incrível: *vibração*. Ao escolher qualquer objeto — uma árvore, um cachorro, um arranha-céu ou uma molécula —, é possível traçar sua origem a um conjunto de vibrações. Na física quântica, essas vibrações são descritas como "ondulações no campo quântico". Na Ioga, existem "ondulações na consciência". O fato de o cosmos ser mantido unido por vibrações invisíveis não muda a vida cotidiana, embora seja um fato surpreendente. Entretanto, as vibrações na consciência *estão* na vida cotidiana.

O *pratyahara* não pede para você abrir caminho através das matas do *maya*. Em vez disso, você aprende a escolher o nível de vibração com o qual deseja se identificar. Sendo o reino dos cinco sentidos, o *maya* é o nível bruto de vibrações — neste nível, as rochas são duras, o vento é suave, as rosas têm um cheiro doce, o lixo fede. O pensamento é um nível mais sutil de vibração, um reino de imaginação, conceitos abstratos e todo o esquema de desejos, sonhos, medos e memórias que habitam a mente.

Chegue a um nível mais fundo e você estará no reino do *pratyahara*, onde as vibrações nascem, emergindo fracamente do campo ilimitado de sua consciência, da mesma forma que os quarks emergem da "espuma quântica" ilimitada que constantemente zumbe e vibra. A realidade borbulha como efervescência em uma bebida gaseificada, mas isso não descreve a maneira como cada nível de realidade dá uma reviravolta, derrubando completamente o que está próximo a ele. No nível do *maya*, a pessoa experimenta qualidades físicas, como dureza, solidez, calor e peso, e seus opostos, e é por isso que você pode distinguir instantaneamente uma pedra de uma pena.

Já no nível da mente, há uma inversão e as qualidades físicas tornam-se imaginárias. Você pode ver uma pedra ou uma pena em sua mente, mas elas não podem ser tocadas ou pesadas. Este nível é onde a maioria das pessoas para, mas há outra mudança se você for mais fundo. Agora a pena e a rocha imaginárias não existem mais, mas sim as vibrações que lhes dão origem. O que é uma pena sem sua suavidade ou uma rocha sem sua solidez?

Ambos se dissolvem em inteligência criativa. Todo o raciocínio por trás do *pratyahara* é que a inteligência criativa contém todos os elementos essenciais para criar qualquer coisa. Para trazer isso mais para o pessoal, este é o nível em que você foi criado, com todos os seus ingredientes fundamentais fixos no lugar, exatamente como os elementos essenciais de uma pedra, pena ou qualquer outro objeto são mantidos no lugar. No *pratyahara*, a sua essência é muito diferente do corpo e da mente que você experiencia, mas você ainda se reconhecerá se listar esses ingredientes invisíveis.

A "COISA" QUE É VOCÊ

Sua verdadeira essência é eterna, nascituro e imortal.

Cada átomo do seu corpo é uma expressão de inteligência criativa.

Cada escolha que você faz reverbera em todo o campo da consciência pura.

Você é abraçado pelo poder organizador do campo, que governa e regula tudo.

Você ocupa um lugar único na criação.

Você é inteiro porque o campo é inteiro.

Os seres humanos podem ver do que são feitos e acessar sua fonte no campo atemporal da consciência pura. Ninguém pode explicar isso, o mistério supremo conhecido como autoconsciência. Cada um de nós foi projetado para ser autoconsciente — é simplesmente um fato da existência humana. O campo da consciência pura está aberto a todos, ninguém pode ser privado do acesso à sua fonte. Ao mesmo tempo, você pode escolher o quão autoconsciente deseja ser.

Há uma ausência quase completa de autoconsciência em um extremo, marcado por medo, negação, ignorância, comportamento inconsciente e condicionamento robótico. No outro extremo está o *pratyahara*, imergindo-se na luz, o que o torna autoconsciente a cada momento. Não há mais nada a buscar ou desejar na vida. Colocado no fluxo da inteligência criativa, você se identifica com seu verdadeiro eu tão naturalmente quanto antes se identificava com seus cinco sentidos. Você quebrou o feitiço do *maya*, assim, no lugar de mentiras mágicas, você experimenta sua essência, e cada dádiva da luz é sua para ser tomada.

Exercício

Você foi criado a partir do campo ilimitado de consciência pura, que é sua verdadeira fonte. Para absorver o que significa ser ilimitado, sente-se em silêncio com os olhos fechados e respire fundo algumas vezes. Depois de se sentir centrado e acomodado, volte a sua atenção para o ar à medida que ele entra e sai de seu nariz, visualizando cada respiração como uma pequena lufada de ar. Agora, com a próxima expiração, veja o sopro de ar ficando maior, e com a inspiração seguinte, veja o ar vindo de um espaço maior até você.

Continue o processo de expansão até visualizar a inalação de ar de toda a sala e exalá-lo no mesmo local. Se você estiver sentado perto de uma janela aberta, continue ampliando, vendo o ar vindo da vizinhança, depois da cidade, do campo, sem parar até visualizar o planeta dando-lhe ar a cada inspiração e recebendo o ar de volta a cada expiração. (Se o seu quarto não tiver uma janela aberta ou nenhuma janela, visualize uma.)

Uma variação desse exercício é imaginar a expansão da luz ao invés do ar. Direcione sua atenção para o seu coração e visualize um ponto de luz branca ali. A cada inspiração e expiração, veja o ponto pulsar, expandindo-se gradualmente, da mesma forma que você expandiu o ar entrando e saindo de você.

Observe a luz pulsante preencher seu corpo e, em seguida, expandir-se para preencher a sala, a vizinhança e a cidade, até que você possa ver as pulsações de luz chegando até você em todas as direções.

Esses dois exercícios colocam você em contato com o campo infinito que é a sua essência.

SEXTA-FEIRA

Última parada para o carma

Comece repetindo silenciosamente o tema de hoje:

> *Eu permito que a luz me encontre.*
> *Eu permito que a luz me encontre.*

Cada pessoa tem um destino duplo. Estamos destinados a ser incorporados no *maya* — o esquema de mentiras mágicas impulsionadas pelo carma. Esse é o nosso primeiro destino, mas também estamos destinados a viver na luz. Ambos os destinos são necessários. O carma mantém o universo funcionando, como uma máquina cósmica com um número infinito de peças móveis, que se encaixam perfeitamente. Qualquer coisa que exija peças, conexões e causa e efeito está sob a alçada do carma. As peças móveis podem ser as substâncias químicas entrando e saindo de cada célula; as conexões podem ser as ligações moleculares que mantêm intactas essas substâncias químicas. Em um nível mais sutil, as peças móveis podem ser seus pensamentos; as conexões, a história que você tece a partir desses pensamentos.

Por força do hábito, a maioria das pessoas divide seu carma de acordo com as linhas de prazer e dor; o bom carma torna a vida agradável, enquanto o mau carma traz desconforto e sofrimento. No entanto, a verdadeira questão é o próprio carma. Se você alcançasse uma vida de prazer perfeito, sem um pingo de sofrimento, você ainda estaria preso dentro da teia de mentiras mágicas.

O segundo destino resolve esse dilema. O carma não te alcança mais quando você vive na luz. Nenhuma outra criatura viva (até onde sabemos) pode sair conscientemente da máquina cármica. Único na Terra, o Homo sapiens pode desafiar a programação biológica. Se todos soubessem disso, a Ioga seria o caminho escolhido por toda a humanidade e haveria diferentes motivações para essa escolha. A experiência da felicidade atrairia algumas pessoas; outros seriam atraídos pela liberdade ou pelo fim da dor e do sofrimento. Obviamente, essas coisas são muito desejáveis, então por que a Ioga não é central na vida de todos?

A resposta mais simples é que ninguém nos disse que tínhamos um segundo destino — a teia de mentiras mágicas é a única realidade que já experimentamos. A teia de uma aranha é delicada e captura sua presa por ser pegajosa. A teia de mentiras mágicas tem seu próprio tipo de aderência: é convincente. Se você estiver convencido de que a realidade transmitida pelos cinco sentidos é real, ficará preso por toda a vida. No entanto, de alguma forma, a Ioga surgiu ao longo dos séculos como prova de que ficar preso não é inevitável.

A descoberta de que você pode escapar, conquistar sua liberdade e viver na luz é pessoal — e acontece no tempo de cada um. A religião pode arrebatar massas da humanidade em uma visão do divino, mas a Ioga não é assim. Você sozinho pode ir mais fundo; você sozinho pode experimentar a luz; você sozinho pode fazer da consciência superior o objetivo de sua vida. Quando o fizer, o carma atingiu sua última parada. A maquinaria cósmica, incluindo a do corpo, continuará funcionando. Nada pode detê-lo, exceto a morte do universo, e mesmo esse evento pode iniciar outro ciclo cósmico.

No entanto, o que o carma está fazendo não será seu problema. Você enxergará a partir de um lugar que é eterno, imutável, nascituro, imortal e completo. Este lugar não pode ser alcançado por meios cármicos, ou seja, você não pode ir a lugar nenhum, fazer nada ou pensar em um esquema para chegar lá. Se o carma pode trazer você para a luz, por que não o fez? Porque esse não é o propósito do carma. Você chega à luz realizando que ela existe. Observe que a palavra *realize* [em tradução livre: perceber] tem real dentro dela. Ao realizar que você pode se livrar de seu carma, você deve ver a realidade além da teia de mentiras mágicas.

O *pratyahara* é a última volta para o interior que revela tudo. É por isso que é considerado um avanço. Todas as suas experiências interiores levam até aqui, como todas as estradas que levam a Roma e todas as bússolas que mostram o norte verdadeiro. Cada vislumbre da luz leva você na direção certa. Nós, humanos, fomos projetados para responder ao amor, à compaixão, à verdade, à beleza e às outras qualidades da luz. A maquinaria cármica é poderosa, mas não resiste à luz. Nós instintivamente preferimos a felicidade ao prazer e a experiência do amor pode transformar uma vida inteira.

O grande poeta bengali Rabindranath Tagore expressou perfeitamente: "Amor é a única realidade, e não um mero sentimento. É a verdade suprema que está no coração da criação." No final, a luz escolhe você, e não o contrário. Seu apelo o aproxima cada vez mais de sua fonte. No entanto, no *pratyahara*, existem vestígios de ações que você pode realizar que respondem à luz.

COMO DEIXAR A LUZ ESCOLHER VOCÊ

Observe qualquer vislumbre da luz que você experienciar.

Descanse na experiência, deixando-a absorver.

Valorize esses vislumbres e sinta-se grato por eles.

Sustente a luz dedicando-se a ser consciente.

Essas etapas não são um plano ou um programa. Eles são uma atitude que você toma uma vez que percebe que tem uma chance de escapar do seu carma e de toda a maquinaria cármica. Simplificando, tendo atingido o limiar, basta um minúsculo passo para atravessá-lo.

Exercício

Não há nenhum esforço envolvido para viver na luz. Se você tiver a atitude certa, a luz o procurará e se tornará o lugar onde você quer estar. No entanto, um pouco de prática para adotar a atitude certa é útil. Sente-se em silêncio com os olhos fechados e deixe sua mente ir para um momento em que você vislumbrou a luz. Este pode ser um momento de amor, verdade, beleza, compaixão ou felicidade. Não force sua recordação. Uma vez que você tenha a intenção, a lembrança virá até você. Sente-se confortavelmente, respire fundo algumas vezes e permita que uma imagem surja.

Feito isso, a lembrança será muito agradável, mas também tenderá a desaparecer. Enquanto estiver com você, descanse no sentimento que o envolve. Talvez você imagine ver seu filho dando o primeiro passo ou um belo pôr do sol ou um ato de bondade que tocou seu coração. Permaneça com o sentimento e expresse silenciosamente sua gratidão por ele. Diga a si mesmo: "Nada é mais real do que isso".

Deixe o calor da memória tocá-lo da maneira como a experiência tocou você. Sente-se em silêncio por alguns segundos, respirando profundamente antes de se levantar e retomar o seu dia.

SEMANA 6

O PODER DA ATENÇÃO

(Ramos da Ioga: *Dharana, Dhyana, Samadhi*)

NESTA PARTE DA JORNADA

Uma vez que você passar a viver completamente na luz, a jornada para encontrar o seu verdadeiro eu chega ao fim. Mas, de outra perspectiva, a vida apenas começou. Toda a condição de segregação acabou e novos horizontes surgem.

Com a separação, você era obrigado a fazer escolhas todos os dias. As motivações do desejo e do medo estavam sempre presentes; se você fizesse uma escolha errada, as coisas poderiam facilmente sair do controle. No mínimo, todos já foram afetados pela chegada imprevisível da dor e do sofrimento.

Os últimos três ramos da Ioga são dedicados à vida ideal que se torna possível quando você encontra seu verdadeiro eu. Tratarei todos os três ramos, conhecidos como *dharana*, *dhyana* e *samadhi*, como um, porque estão intimamente unidos. Juntos, eles fornecem um mapa da vida em sua totalidade, já que cada membro oferece um elemento necessário se você quiser encontrar a unificação em vez da separação.

O *dharana* permite que você preste atenção com tanta precisão que qualquer coisa pode ser reconhecida.

- O *dhyana* permite que você transcenda todos os obstáculos para experimentar uma consciência superior.
- O *samadhi* permite que você alcance níveis cada vez mais profundos de consciência.

À primeira vista, essa trindade soa abstrata e sobrenatural. Na vida cotidiana, não pensamos nesses termos, pois estamos ocupados com um fluxo constante de pensamentos, sentimentos, sensações e desejos. Você não precisa entender o funcionamento da consciência pura, mas a luz nada mais é do que pura consciência, e ser capaz de navegar por ela abre a possibilidade de milagres, como veremos nesta última semana.

SEGUNDA-FEIRA

A fonte

Comece repetindo silenciosamente o tema de hoje:

Minha vida nasce da consciência pura.
Minha vida nasce da consciência pura.

Tudo deve ter uma origem e um ponto de partida, seja o Big Bang, que trouxe o universo à existência, ou o próximo pensamento que você está prestes a ter. A Ioga nos leva à fonte de todas as coisas, incluindo você e eu.

Mas qual é a fonte? Essa não é uma pergunta fácil de responder. Quando você pega um avião para outra cidade, você deixa a aeronave assim que chega ao seu destino. A Raja Ioga também leva você a um novo destino, mas não há aeroporto ou estação de trem. Não há destino. O que o recebe na fonte não é nada descritível, muito menos tangível.

No entanto, de alguma forma, por milhares de anos, a fonte tem sido a realização mais valiosa que qualquer um pode ter. Os últimos três ramos do Yoga permitem que você verifique isso por si mesmo. O *dharana* coloca você na fonte e permite que você permaneça lá sem esforço. O *dhyana* permite que você perceba onde está. O *samadhi* permite que você mergulhe cada vez mais fundo na fonte, revelando seu alcance infinito. Essa descrição satisfaz a mente de um buscador? Na verdade, não. Nossa mente anseia por palavras, sensações e coisas que possamos compreender, mas a fonte existe além dos sentidos, além da lógica. Parafraseando o *Tao Te Ching*, a fonte que pode ser nomeada não é a fonte.

O *dharana* mostra como descansar na fonte enquanto leva uma vida normal. Ambas as coisas são necessárias para viver em um estado de consciência superior. Se você vive normalmente sem conhecer sua fonte, não há como escapar do medo, da dúvida e da insegurança. Ao mesmo tempo, se tiver contato com a fonte, mas não tiver vida, você desperdiçará o infinito potencial criativo que flui da fonte.

O *dharana* abre o caminho para explorar a fonte. Aqueles que dedicam a vida para isso são conhecidos como "videntes" e gastam seu tempo testemunhando o jogo infinito da consciência e, por isso, alcançam a plenitude. O tempo dedicado ao testemunho depende de você, mas alguns recursos da fonte são oferecidos a todos, como mostrado abaixo:

A ESSÊNCIA DA FONTE

Existência pura e ilimitada.

Consciência pura, sem o conteúdo do pensamento.

Ausência total de medo, incluindo o da morte.

Potencial criativo infinito.

Puro êxtase.

Verdade com "V" maiúsculo.

Dinamismo infinito.

Um senso de unificação onipresente.

Olhando para esta lista, algumas pessoas podem afirmar que a fonte deve ser chamada de Deus. Você pode, ao menos, suspeitar que tudo isso é uma utopia ou ilusão. É compreensível que alguém ache que falar sobre existência pura, potencial criativo infinito e todo o resto é totalmente inacreditável, já que sem uma conexão fixa e rápida com a fonte, você realmente não consegue afirmar nada.

As palavras-chave acima são *fixa* e *rápida*, porque você está sempre conectado à fonte. Se você reler a lista que descreve a essência da fonte, cada item se relaciona com sua vida aqui e agora. Você existe, você é dinâmico. Você se sente inspirado pela criatividade, você valoriza a verdade. A maneira mais simples de explicar a fonte é chamá-la de concentração comprimida dos valores pelos quais já vivemos. Na segregação, experimentamos fragmentos de amor, compaixão, verdade, beleza e criatividade que se revelam fugazes e temporários. No entanto, esses fragmentos sugerem uma verdade importante, talvez a mais importante: a fonte nos conhece e quer que a conheçamos.

Exercício

Você pode experienciar estar na fonte com um simples exercício. Sente-se calmamente com os olhos fechados. Quando se sentir relaxado, tente não existir. Interprete este desafio da maneira que desejar: você pode imaginar não existir antes de nascer ou nunca mais existir depois de morrer; você pode se visualizar sendo vaporizado ou se dissolvendo no nada. Este não é um exercício macabro. No entanto, demonstra que não importa qual tática você escolha ou quão intensamente você persiga sua inexistência imaginada, você não consegue parar de existir. "Ser ou não ser" não é uma opção.

Não importa quão terrível ou deslumbrante a vida pareça ser, dois elementos a acompanham de mãos dadas. Há a existência e há o fluxo da inteligência criativa que proporciona experiências. Uma vez que esses elementos sejam comprimidos e concentrados ao extremo, você estará na fonte.

TERÇA-FEIRA

Indo além

Comece repetindo silenciosamente o tema de hoje:

Minha essência é transcendente.

Minha essência é transcendente.

Os últimos três ramos da Ioga são como um tripé, sustentado por três pernas. A primeira etapa, o *dharana*, oferece-lhe uma vida gratificante enquanto você simultaneamente permanece na fonte. A segunda etapa é o *dhyana*, geralmente descrita como "meditação". Entretanto, isso não é muito útil, já que *meditação* é um termo vago e amorfo que aplicamos em todos os tipos de situações. Basicamente, quando alguém foca internamente qualquer ideia, sentimento ou experiência, pode-se chamar isso de meditação. Entretanto, na Ioga Real, o *dhyana* significa "transcendência", indo além dos limites da experiência cotidiana.

Em sua forma mais simples, a transcendência é uma experiência muito comum. Se você é uma mãe com um bebê irritado que não para de chorar, você não chora também (a menos, talvez, que esteja completamente exausta). Você transcende a irritabilidade do bebê para descobrir qual é o verdadeiro problema — a criança pode precisar dormir, comer ou trocar a fralda. Sem a capacidade de transcender a experiência diária, os humanos nunca teriam evoluído. Podemos nos distanciar de nossas próprias ações, analisá-las e avançar para um território novo e inexplorado. Pela rota da investigação e descoberta, a mente humana transcende a si mesma.

No entanto, a mente não pode receber todo o crédito pela transcendência. Sua mente está constantemente envolvida em pensamentos e sentimentos. Se a Ioga não mencionasse a possibilidade do *dhyana* — transcender a um nível muito mais profundo — as pessoas estariam confinadas à atividade infindável da mente, como, de fato, inúmeras pessoas estão. Os primeiros videntes originais da Ioga, que não têm nome e estão perdidos na história antiga, perceberam que existe um elemento comum a todos os pensamentos, que é a consciência. Essa semelhança pode ser vista quando notamos que um relógio de ouro, uma colher de ouro e uma moeda de ouro parecem totalmente diferentes, mas todos são feitos de ouro. O ouro é a essência de cada item. A sua essência é consciência.

Existem indicadores para saber se você está realmente cultivando um relacionamento com a consciência. Você sabe que está no caminho certo quando:

- Observa o seu interior em busca de respostas.
- Reflete sobre seus pensamentos.
- Contempla uma nova possibilidade.
- Tem uma percepção.
- Experiencia um "momento Eureka".
- Procura paz interior e tranquilidade.
- Tem um vislumbre de maravilha.
- Sente um súbito impulso de alegria.
- Está cheio de amor.

Essas experiências são sugestões momentâneas e fugazes de que a transcendência é sua para dominar. Por outro lado, há indícios que mostram que estamos andando em círculos, o que causa tontura e confusão. Infelizmente, esses estados inconscientes também são comuns e você os experimenta quando:

- *Se sente estressado.*
- *Está distraído e disperso.*
- *Se sente deprimido.*
- *Se afunda em preocupação e ansiedade.*
- *Anseia por fugir da realidade.*
- *Está tenso e não consegue relaxar.*

O que essas duas listas nos informam é que passamos nossa vida oscilando entre dois estados, entre a consciência e o seu oposto. Se você se afastar muito da consciência, sua vida será dominada pela rotina e pelo hábito, o mesmo de sempre. No entanto, ainda que você tenha a sorte de isso não ter acontecido, é uma descoberta genuína perceber que você experimenta a transcendência na vida cotidiana. O estado meditativo não é reservado para uma hora especial do dia, designado para fechar os olhos e realizar uma prática de meditação. A vida pode ser gasta em uma forma de meditação total.

Nenhuma prática de meditação funcionaria se o *dhyana* não fosse uma tendência natural da mente humana. Amar, criar, ser gentil, agir altruisticamente, vivenciar a admiração e sentir-se inspirado são coisas totalmente humanas e naturais. Elas são possíveis devido ao *dhyana*, o impulso de transcender. Uma vez que isso seja compreendido, a Raja Ioga está aqui para ensinar que ir além é ilimitado. Você pode transcender tão inteiramente que alcança sua fonte e se funde com seu verdadeiro eu.

Exercício

Atrás de cada experiência existe a consciência, que você pode localizar sempre que desejar. Para mostrar a si mesmo como isso funciona, tente o seguinte: sente-se e olhe ao seu redor. Concentre-se em qualquer objeto — um abajur, uma cadeira, um peso de papel, o céu lá fora. Depois, desligue-se, permitindo que seus olhos entrem em foco suave enquanto você move sua atenção para o centro do peito. Agora faça essa transição algumas vezes, veja o objeto, então foque seu interior e desligue-se. Repita por um ou dois minutos.

O processo é simples e você pode ter sua própria maneira de mover sua atenção para o interior. Independentemente de como você faz isso, o que chamamos de "desligar" move sua atenção e muda seu foco, que é o elemento crítico na meditação. Uma vez que você se familiarize em como voltar sua atenção para o interior, você saberá como transcender. Isso é útil sempre que você se encontra em um estado inconsciente, como se sentir estressado, distraído, preocupado ou disperso. Olhe para um objeto, descanse seus olhos em foco suave e mova sua atenção para seu coração. Ao ir além, você fortalece o hábito de estar atento até que se torne tão natural quanto estar inconsciente.

QUARTA-FEIRA

Estar aqui

Comece repetindo silenciosamente o tema de hoje:

Estou ancorado no potencial infinito da vida.

Estou ancorado no potencial infinito da vida.

O oitavo ramo da Ioga, conhecido como *samadhi*, é estar presente, aqui e agora, com o máximo de consciência possível. Você pode pensar no *samadhi* como um mergulho profundo em um estado de consciência silenciosa. É uma experiência de quietude em meio ao caos ao seu redor.

Entretanto, você e eu ansiamos por experiências. Desejamos um pouco do caos, assim como todo o mundo. Então, o que *samadhi* significa para nós? Imagine Albert Einstein deitado em um sofá tirando uma soneca. Ele não está pensando em física; ele se parece com qualquer outra pessoa tirando uma soneca. Só que, mesmo dormindo, ele tem a consciência de um gênio, e o potencial para grandes pensamentos será ativado mais uma vez quando ele acordar. Em outras palavras, elimine qualquer pensamento único e o que resta é muito mais valioso: o potencial para uma consciência profunda.

Quando você ouve uma voz em sua cabeça, o volume ou tom não indicam quão profunda ou ampliada é a sua consciência. Se você está aprendendo a tocar um instrumento musical e pensa: "Vou tocar piano", o resultado será muito diferente do que se um famoso pianista pensasse: "Vou tocar piano". A diferença é determinada pelo *samadhi*, o que significa que é preciso prática para atingir esse nível. Alguns peixes ficam perto da superfície do oceano; outros vivem em suas profundezas mais escuras. Da mesma forma, seus pensamentos flutuam a partir do nível de consciência que você alcançou e muitas vezes isso é o resultado de quanto você pratica entrando e saindo desses estados transcendentes.

Os benefícios do *samadhi* são revelados apenas por meio da experiência pessoal. À medida que seu *samadhi* aprofunda por meio da meditação, as seguintes mudanças aparecem:

AS DÁDIVAS DO *SAMADHI*

Você é capaz de detectar uma felicidade básica em tudo.

Você aprecia sua vida mais plenamente.

Você obtém satisfação simplesmente por estar aqui.

Você se acomoda facilmente na consciência silenciosa.

Você não tem a vida mais dominada pelo mundo exterior.

Você tem uma queda drástica nas mudanças de humor, o que traz menos altos e baixos.

Você se sente seguro em quem você é.

Embora a Ioga Real nos conceda dons inestimáveis, eles não são inteiramente bem-vindo pela personalidade do ego, que prospera no drama emocional, um fluxo constante de desejos, uma busca incansável por distração e uma fuga da dor e do medo. Você pode ser facilmente persuadido de que toda essa configuração é preferível à mesmice entediante da consciência silenciosa, mas essa é uma conclusão falsa. Quanto mais profundo for o seu *samadhi*, mais gratificante se torna a sua existência. Você não precisa mudar nenhum aspecto de sua vida exterior. Cada experiência, grandiosa ou simples, permite que a luz da consciência brilhe.

Exercício

Não importa o que você esteja fazendo ou pensando, você está flutuando em algum nível do *samadhi*. Isso não é algo que as pessoas normalmente percebem, mas você pode experimentar seu nível de consciência através do seguinte exercício. Faça uma lista de três coisas de que você gosta, três coisas de que você gosta muito e de três coisas de que você ama profundamente. Talvez uma comédia de TV ou um biscoito de manteiga de amendoim seja algo de que você goste, enquanto ir à praia ou jogar xadrez seja algo de que você goste muito, e seu filho ou a música de Bach seja algo de que você ame profundamente.

O que quer que tenha sido anotado, você foi para um nível diferente de consciência para fazer suas escolhas. Você pode confirmar isso ao selecionar cada item de sua lista, fechando os olhos e experimentando-o como uma imagem ou sentimento. A intensidade de algo de que você gosta casualmente será superficial em comparação à intensidade de algo de que você ama profundamente.

Portanto, simplesmente por estar aqui, o que é comum a todos, você está expressando as infinitas possibilidades da consciência humana. É isso que o *samadhi* está mostrando a você.

QUINTA-FEIRA

Três em Um

Comece repetindo silenciosamente o tema de hoje:

Eu sou o criador da minha realidade pessoal.

Eu sou o criador da minha realidade pessoal.

Cada ramo da Ioga lhe dá mais controle sobre algum aspecto de sua vida, começando com interações sociais, emoções, condicionamento enraizado, pensamentos e, finalmente, seu nível de consciência. Entretanto, assim como um livro de anatomia não se parece com um corpo vivo, não esmiuçamos a nossa vida e colocamos cada aspecto em uma classificação própria. A Raja Ioga ensina como praticar o controle sobre isso e aquilo, mas toda a iniciativa seria inútil a menos que fosse reunida com total domínio, da mesma forma que uma estudante de música pratica exercícios até chegar o dia em que se torna uma artista completa, um mestre deste instrumento.

Os últimos três ramos da Ioga juntam tudo, trazendo você para o domínio pleno. O termo para maestria total é *samyama*, que significa "ligar" ou "amarrar" em sânscrito. O *samyama* é necessário porque une os últimos três ramos da Ioga em um processo, que pode ser dividido em três partes, como vimos — *dharana*, *dhyana* e *samadhi* — mas eles são unidos e inseparáveis, e é por isso que são chamadas de três em um. (Sem perceber, os Três Mosqueteiros falaram sobre isso em seu grito de "Um por todos e todos por um".)

Além disso, a experiência comum nos diz que deve haver três elementos em toda experiência: um conhecedor, o objeto conhecido e o processo de conhecer. Agora mesmo, você, o conhecedor, está lendo estas palavras, que são o objeto do conhecimento, enquanto o ato de ler é o processo de conhecer. Você pode remover a palavra *leitura* e substituí-la por *ver e ouvir*. Os cinco sentidos contêm os mesmos três elementos. Cheirar a fragrância de uma rosa requer que o observador se debruce sobre ela, a fragrância que chega ao seu nariz e o processo de inalar e absorver a deliciosa fragrância.

Por que esses três elementos significam tanto se estão presentes o tempo todo? Aqui reside o segredo mais profundo da Ioga Real. Se o conhecedor, o conhecido e o processo de conhecimento estiverem separados, toda a sua vida será conduzida em separação, mas se todos eles estiverem unidos em um só, então você alcançou a unificação. Você alcançou o ventre da criação e, a partir daqui, pode criar sua própria realidade da maneira que escolher. Essa é uma possibilidade de tirar o fôlego, que é a principal razão pela qual são necessários os oito ramos da Ioga para chegar lá. Tornar-se o criador de sua realidade pessoal é um alcance muito distante, a menos que você o aborde um passo de cada vez.

Em nossa jornada, encontramos as inúmeras desvantagens e problemas que surgem por viver na segregação. Deixe-me trazer um lembrete deles.

Na separação, os *vrittis*, ou obstáculos mentais, bloqueiam a luz.

Os eventos externos ofuscam sua vida.

Os humores e as emoções puxam você para um lado e para o outro.

A constante atividade inquieta da mente é inevitável.

O *maya* levanta uma tela de ilusão.

O fluxo de escolhas nunca termina.

O carma, o resíduo do passado, limita o que você pode fazer no presente.

Em uma vida ideal, nenhuma dessas desvantagens e limitações existe. Elas desaparecem porque o que os criou em primeiro lugar — o estado de separação — não existe mais. Na Raja Ioga existe uma cura para todos, que consiste em alcançar a unificação da consciência, que é outra forma de expressar o estado de três em um. Devo ressaltar que a unificação da consciência não é exótica, mística ou fora de alcance. Toda vez que você tem uma experiência, os três elementos do conhecedor, do conhecido e do processo de conhecimento se unem automaticamente. A diferença com o *samyama* é que você está ciente do que está acontecendo e pode controlá-lo.

Em outras palavras, a existência pode cuidar de si mesma. Se você pensa, sente, e age a partir de um nível de consciência mais profundo e ampliado, tudo o que você gostaria de controlar é capaz de cuidar de si mesmo. Você é o cocriador de sua realidade, porém, não seu único criador. Esse papel pertence à inteligência criativa conforme ela flui para dentro, ao redor e através de você.

Exercício

Ao realizar as práticas de Ioga Real, você conserta as dificuldades que surgem por viver em segregação até que elas desapareçam completamente. A unificação da consciência é construída a partir de pequenos passos; ela desponta como um estado completamente único e próprio. Vislumbres disso são dados em raras experiências que chamamos de "epifanias" e "revelações", que vêm por conta própria e são totalmente imprevisíveis. Não temos controle sobre elas e nenhum exercício consegue duplicá-las.

No entanto, você pode promover sua evolução para a consciência unificada ao reservar um tempo para ler sobre a epifania de outra pessoa. O Novo Testamento, a poesia sufi de Rumi e os poemas extáticos de Rabindranath Tagore foram meus primeiros marcos de epifania, e ainda recorro a eles com frequência. Eles fornecem um tipo especial de inspiração, transmitindo uma amostra de como é a consciência unificada. A revelação por terceiros tem seu próprio sentimento genuíno de transcender o mundo cotidiano e ir para a luz.

Hoje, reserve um tempo para se inspirar, ao retomar seus critérios e padrões, as coisas que o ajudaram a perceber que há mais na vida do que apenas experiências materiais. Quer a fonte seja escritura, poesia, música ou um filme, o teste é permitir-se entrar em, digamos, um concerto de Mozart ou uma música de Alicia Keys e experimentar a transcendência. Solte-se e esteja presente nas notas, nos ritmos, nas harmonias, permita que a epifania de outra pessoa o alcance e toque. Tais experiências fornecem uma amostra de como é a unificação da consciência o tempo todo.

SEXTA-FEIRA

O Primeiro e o Último Mistério

Comece repetindo silenciosamente o tema de hoje:

Eu incorporo o campo das infinitas possibilidades.

Eu incorporo o campo das infinitas possibilidades.

A Raja Ioga começa e termina com o mesmo mistério. Alguns o chamam de mistério da existência, mas, para torná-lo mais pessoal, este é o mistério de "Quem sou eu?" Escolher a sua identidade é com você. Cada ação que você toma é enraizada em quem você pensa que é. Se você gasta dinheiro livremente, isso reflete a crença de que você é rico (o que pode ou não ser verdade). Junte as marcas e os rótulos que se aplicam a você e eles fornecerão uma descrição abreviada de sua identidade. "Sou Deepak, um médico nascido na Índia, casado com uma mulher e tenho dois filhos" é uma série de rótulos e marcas que se aplicam a mim, e posso acrescentar muitos outros, quantos eu quiser.

As pessoas passam a vida inteira desejando rótulos "bons", como rico, poderoso, amado, atraente e jovem, esperando que rótulos "ruins" não se prendam a elas, incluindo pobre, fraco, estúpido, desonesto e desagradável. É assim que a vida funciona na separação, mas marcas e rótulos não podem descrever o que significa ser totalmente humano e apenas uma resposta totalmente humana para "Quem sou eu?" será verdadeiramente satisfatória.

A Ioga Real ensina que você é o verdadeiro eu — nós estabelecemos muito isso até agora — mas quais são as ações do verdadeiro eu? O que ele pode fazer que esses outros eus não podem?

O QUE O SEU VERDADEIRO EU PODE FAZER

Pode satisfazer todos os desejos.

Pode banir toda dor e todo sofrimento.

Pode oferecer a experiência da eternidade.

Pode mostrar a você a realidade do Ser sem limites.

Pode estar em qualquer lugar e em todos os lugares ao mesmo tempo.

Pode abrir o caminho para todos os estados de consciência superior.

Estas são afirmações absolutas. Há um salto quântico desde cumprir um desejo e satisfazer todos eles, e o mesmo se aplica a curar uma causa de dor e sofrimento e curar toda dor e sofrimento. Por ser absoluto, o verdadeiro eu não é nada parecido com os outros eus com os quais você pode se identificar. Na separação, você experimenta limites e barreiras; você não tem problemas em saber o que "sou eu" e o que "não sou eu", mas todos os opostos desaparecem na unificação da consciência. Ao olhar ao redor, você vê a luz se estendendo infinitamente em todas as direções, e *você é a luz.*

Esta não é uma afirmação mística. Na física existe um ponto, conhecido como "singularidade", do qual surge o universo. A singularidade é tão pequena que não pode ser medida, como o ponto no final de uma frase reduzida ao momento de fuga, mas de alguma forma ainda aqui. Tempo e espaço emergem da singularidade; portanto, não está nem aqui nem lá. Você não pode localizá-lo agora, antes ou depois. Trilhões de galáxias estão contidos nele, mas não há "dentro" ou "fora" quando se trata da própria singularidade.

A singularidade é literalmente incompreensível. A mente humana não pode conceber o universo contido em um ponto infinitesimal (embora os poetas possam imaginar isso, como nos famosos versos de William Blake: "Ver um mundo num grão de areia, / E um céu numa flor do campo, / Capturar o infinito na palma da mão / E a eternidade em uma hora").[1]

A Ioga tem sua própria palavra para singularidade: *bindu*, que significa apenas "apontar." O *bindu* é um ponto de consciência que contém todas as experiências possíveis disponíveis para um ser humano. Como uma singularidade, o *bindu* não pode ser mensurado — é muito pequeno para ter uma dimensão no tempo e no espaço — e, no entanto, contém uma infinidade de possibilidades. A melhor, mais simples e verdadeira maneira de saber quem você é está aqui. Você é um ponto de consciência do qual todas as possibilidades afastam-se.

Com essa percepção, vem a grande recompensa. O *bindu*, um mero ponto de consciência, é onde o *samyama* opera. Este, como vimos, une conhecedor, conhecido e processo de conhecimento. Se você puder controlar o *samyama*, poderá ter qualquer experiência que desejar. Todas as histórias sobre poderes sobrenaturais alcançados por iogues, swamis e santos são extensões do *samyama*. Para Patanjali, caminhar sob um raio de sol é tão natural quanto caminhar por um campo. Isso não é algo que pedem para você acreditar ou não. É algo que você é questionado a explorar.

Agora você sabe quem você é e o propósito de sua vida, conforme revelado pela Ioga Real. Você é a fonte criativa de sua própria realidade e seu propósito é explorar até onde seus poderes criativos podem levá-lo. Depois de chegar ao cerne da questão, a vida passa a ter apenas duas fases. A primeira é usada em separação, a segunda fase em unificação da consciência. Uma fase é fragmentária, a outra é inteira. O segredo da existência, conforme revelado pela Ioga, é que a totalidade está no comando, mesmo quando você se sente sozinho, fraco,

---

[1] "To see a World in a Grain of Sand / And a Heaven in a Wild Flower / Hold Infinity in the palm of your hand / And Eternity in an hour"

insignificante e desamparado. A consciência está no comando. A Raja Ioga ajuda você a viver essa verdade.

Explore isso: seu verdadeiro eu é tão indestrutível quanto a sua própria existência. Seu poder criativo é intocado por qualquer evento no mundo exterior. Conforme você caminha pela vida, a verdade sobre quem você é parece mudar conforme o cenário muda. Nascimento, morte e tudo entre eles são controlados pelo *maya*, mas este está contido no *bindu*, um único ponto do qual flui toda a criação. A ilusão pode fazer parte da experiência, mas a consciência nos ajuda a ver a ilusão como ela realmente é, um truque de mágica do ego.

Exercício

Mesmo que a unificação da consciência pareça estar distante, você pode identificar sua verdadeira essência agora mesmo. Sente-se em silêncio e, quando se sentir acomodado, olhe ao seu redor. Observe o que está à sua frente, o que está à direita e o que está à esquerda. Agora feche os olhos e veja a cor azul em sua mente.

Abra os seus olhos e olhe para a frente. Feche os olhos, veja a cor azul novamente, depois abra os olhos e olhe para a direita. Repita e olhe para a esquerda. A cor azul se moveu para a direita, para a esquerda ou para o centro? Não, mesmo quando o cenário mudou, a cor azul permaneceu imóvel. Ele surge do *bindu*, o ponto imóvel que é a sua essência.

Você pode repetir este exercício com qualquer propriedade de sua escolha. Cante uma música para si mesmo. Olhe para a direita e para a esquerda. A melodia mudou? Olhe pela janela o mais longe que puder, até as estrelas. O ponto imóvel viajou para fora de você? O *bindu* está sempre aqui e agora. Não tem características. Você não pode atribuir nenhuma qualidade a ele, como quente ou frio, alto ou baixo, jovem ou velho. O *bindu* é sua parte de eternidade; é onde você está no infinito. Este é o primeiro e o último mistério da existência. Todo o ensino do Raja Yoga se resume ao "ponto imóvel do mundo que gira", como disse o poeta T. S. Eliot. Agora você está pronto para se lançar na descoberta de infinitas possibilidades que sempre foi seu direito de nascença.

PARTE II

Por Sarah Platt-Finger

OS ASANAS

O QUE É IOGA?

Como Deepak apontou, a palavra *ioga* vem da palavra raiz *yuj*, que significa "atrelar", "jugar" ou "unir". Simplificando, a Ioga funde as partes distintas do eu em um estado unificado de consciência, permitindo-nos viver plenamente na luz. Existem muitos caminhos para esse estado de plenitude, e o asana é um galho da árvore que compõe o caminho iogue. A Ioga remonta a mais de 5 mil anos até a Índia. Os antigos ensinamentos de ioga se originam dos Vedas, uma antiga escritura hindu que propaga as percepções dos *rishis*, ou videntes, da Índia. Esses aspirantes espiritualmente despertos interpretaram a sabedoria do universo através da Natureza e dos seus elementos. Segundo os *rishis*, o corpo humano é um veículo que nos permite acessar um campo maior de inteligência. O espírito individual é o microcosmo dessa inteligência, assim como uma gota d'água é para o oceano. Quando uma gota de água se funde de volta ao oceano, ela perde forma, formato e identidade e torna-se o oceano. O mesmo acontece com a consciência individual: quando a alma, ou *jiva atman*, se funde com o oceano de inteligência, ou Brahman, a ioga acontece.

O *Bhagavad Gita*, o épico indiano do *Mahābhārata*, traduz *ioga* como "habilidade em ação". A organização do nosso corpo como ação consciente é asana.

O QUE É ASANA?

A palavra *asana*, que significa "núcleo da consciência", é formalmente apresentada em *Os Yoga Sutras de Patanjali*, que foi escrito e compilado por volta de 400-500 EC[1]. A palavra *asana* é referenciada apenas três vezes no *Os Yoga Sutras*: uma vez como um dos oito ramos do *ashtanga yoga* (sutra 2.29) e duas vezes como referência a *sthiram sukham* asana: asana como um lugar estável e confortável (sutra 2.46, 2.47). Cerca de um milênio depois, Svātmārāma elaborou o *Haṭha-Yoga-Pradīpikā*. Nesse texto clássico, 84 asanas, sendo que a maioria são sentados, fazem alusão a posturas para purificação, ótima saúde e vitalidade.

No Ocidente, adaptamos o asana para refletir todo o espectro da ioga, quando, na verdade, é apenas um de seus aspectos. No entanto, os outros sete ramos — *yama, niyama, pranayama, pratyahara, dharana, dhyana* e *samadhi* — também são caminhos fundamentais para a experiência da ioga. Nesta seção, estamos dando foco no ramo do asana como um portal para a luz da consciência pura.

O corpo é muito mais que uma forma: é um processo. Os asanas são posturas que fazemos com nosso corpo físico para explorar esse processo, esse estado de consciência. Mas por que posturas diferentes nos impactam de maneira diferente? Para alguns de nós, uma postura pode parecer gloriosa, enquanto para outros pode parecer uma tortura. A resposta está no reino invisível.

OS SHARIRAS

De acordo com os antigos ensinamentos de ioga, a existência humana é experienciada por meio de três corpos de energia, conhecidos como *shariras*.

---

[1] A sigla EC (Era Comum) é o que conhecemos como d.C (depois de Cristo). [N. do T.]

- O *sthula sharira* é o corpo físico, que consiste em músculos, ossos, articulações e fluidos corporais. É o corpo de energia mais denso e é vivenciado através dos sentidos.

- O *sukshma sharira* é o corpo sutil, que inclui os 72 mil canais de energia que mapeiam nosso corpo, conhecidos como *nadis*, bem como o sistema de chakras, nervos, prana, pensamentos e sentimentos. O *sukshma sharira* pode ser sentido, mas não medido.

- O *karana sharira* é o corpo causal, que consiste em nosso carma, ou a força que nos trouxe à manifestação, e nosso espírito, o *jiva atman*. O *karana sharira* existe em pura potencialidade e só pode ser acessado quando transcendemos a mente.

É importante lembrar que, embora separemos as *shariras* em três corpos diferentes, eles estão integralmente conectados uns com os outros. Podemos acessar o corpo causal a partir do físico e também podemos acessar o físico a partir do causal. Quando praticamos os asanas da ioga, passamos por essas diferentes densidades de energia e podemos acessar as forças energéticas sutis que nos governam.

OS CHAKRAS

A palavra *chakra* em sânscrito significa "roda" ou "círculo". Assim como a rotação da Terra cria campos eletromagnéticos de energia, o mesmo acontece com esses orifícios de energia que percorrem toda a espinha dentro de nosso corpo. Os chakras encontram-se em nosso corpo sutil, mas governam nosso corpo físico e são governados por nosso corpo causal. Existem sete chakras principais, e os cinco primeiros são essencialmente a sede dos elementos que existem dentro de nós, conhecidos como *maha bhutas*. Eles são terra, água, fogo, ar e éter.

Além de sua qualidade elementar, cada chakra tem som, forma, cor, energia e localização física no corpo. Eles também têm um portão frontal e um traseiro, representados pela frente e pelas costas do corpo, que exploraremos mais adiante neste livro. Para nossos propósitos atuais, estamos mais interessados na localização física e nas qualidades energéticas associadas a cada chakra:

Chakra	Elemento	Localização	Partes do Corpo Associadas ao Chakra	Qualidades Energéticas
Muladhara (Chakra Raiz)	Terra	Base da coluna	Pés, pernas, assoalho pélvico, intestino	Pés no chão, estável, conectado à necessidade de sobrevivência, limites saudáveis
Svadishthana (Chakra Sacral)	Água	Na frente do sacro, abaixo do umbigo	Pélvis, bexiga, órgãos reprodutores	Criativo, espontâneo, flexível, ligado à sensualidade e à sexualidade
Manipura (Chakra do Plexo Solar)	Fogo	Meio do umbigo	Coluna lombar, abdômen, órgãos digestivos	Senso de identidade fortalecido, corajoso, orientado para o processo, autônomo e saudável
Anahata (Chakra do Coração)	Ar	Meio do peito	Coluna torácica, caixa torácica, diafragma, coração, pulmões, cintura escapular, braços, mãos	Equilíbrio, harmonia, conexão, empatia, intimidade, amor incondicional
Vishuddha (Chakra da Garganta)	Éter	Garganta	Coluna cervical, cintura escapular, braços, mãos, garganta, mandíbula, língua, orelhas	Comunicação clara com o universo e os outros, capacidade de ficar em silêncio, ressonância
Ajna (Chakra do Terceiro Olho)	Luz	Entre as sobrancelhas e um pouco acima	Olhos, testa, cérebro	Imaginação, visão nítida, inovação, intuição, *insight*
Sahasrara (Chakra da Coroa)	Nenhum	Topo da cabeça	Topo da cabeça, coroa posterior (*bindu*)	Fé, confiança, rendição, transcendência, libertação, encarnação

OS *GUNAS*

Os *gunas* são as qualidades da Natureza que existem em toda a matéria. A qualidade de uma rocha, que é pesada, sólida e imóvel, é muito diferente da qualidade de um rio, que é vivo, fluido e em constante mudança. Podemos ver essas diferentes qualidades atuando no mundo ao nosso redor e experimentá-las dentro de nós. Os três *gunas* são: *rajas*, vontade ou desejo; *tamas*, inércia; e *satva*, homeostase.

Os *gunas* se manifestam no corpo sutil por meio dos chakra, que pode ter uma carga positiva, que ativa e anima suas qualidades (*rajas*), ou uma carga negativa, que suaviza e reduz essas qualidades (*tamas*). Quando estamos em equilíbrio em um determinado chakra, ele está em estado de harmonia, ou *satva guna*.

Também experenciamos os *gunas* no corpo físico, por meio da respiração e de nossa postura.

Vejamos os *gunas* e como eles se manifestam no corpo físico:

- ◆ O *rajas* se manifesta na frente do corpo, envolve a inalação e é a força que literalmente direciona nosso corpo para o futuro. Quando alongamos a frente do corpo, abrimos a porta frontal dos chakras, que os carrega positivamente e potencializa suas qualidades energéticas. Ao abrir a frente do corpo, externamos nossa energia, o que estimula um senso de extroversão e promove a conexão com os outros.

- ◆ O *tamas* se manifesta na parte de trás do corpo, é iniciado pela expiração e é a força que nos conecta ao passado. Quando alongamos a parte de trás do corpo, abrimos a porta traseira dos chakras, o que carrega negativamente os *gunas* e reduz suas qualidades energéticas. Ao abrir a parte de trás do corpo, internalizamos a nossa energia e criamos um espaço para introspecção e introversão, o que aumenta a sensação de intimidade com nós mesmos.

- ◆ O *satva* se manifesta ao longo da linha central da coluna vertebral, conhecida como *brahma nadi*. Esta é o traço energético da inteligência que conecta nossa consciência inferior à nossa superior. Ele pode nos guiar tanto para a manifestação quanto para a libertação, dependendo da direção em que movemos nossa energia ao longo dele. O *satva guna* se manifesta quando equilibramos a inspiração e a expiração. Está presente nas pausas entre nossos pensamentos e nossa conexão com o momento presente. Quando equilibramos a frente e as costas do corpo e entramos em nosso próprio alinhamento pessoal, harmonizamos também as qualidades dos chakras. Isso nos permite descansar em nossa consciência sem apego, julgamento ou projeção no futuro.

A RESPIRAÇÃO

Nossa respiração é nossa fonte de vida. Ela sustenta nosso corpo e todas as funções dele sem que tentemos. É também a ponte que conecta a mente e o corpo. Se quisermos saber como estamos nos sentindo no momento presente, devemos ouvir nossa respiração. Quando inspiramos mais do que expiramos, geralmente indica nervosismo ou ansiedade. Quando expiramos mais do que inspiramos, significa que estamos nos sentindo desmotivados ou letárgicos. Quando nossa respiração é ruidosa e forçada, significa que estamos em um estado de raiva ou tensão. Quando nossa respiração está calma, significa que estamos relaxados e em paz. Nossa respiração reflete diretamente como nos sentimos, mas também podemos alterar os sentimentos ao mudar a nossa respiração.

Ela também é portadora de prana, a energia da força vital que nos dá vida e nos anima. O prana é a eletricidade que anda no oxigênio, alimenta todas as funções do nosso corpo e trabalha diretamente com a mente. Além disso, é uma corrente elétrica que percorre os canais de energia sutil do corpo, conhecidos como *nadis*. Dizemos que para onde vai sua consciência é para onde flui o prana. Quando o prana flui livremente pelos *nadis*, experimentamos *sukha*, ou tranquilidade. Quando há uma obstrução ao fluxo de prana, experimentamos *dukha*, ou sofrimento.

O que é uma respiração plena e completa?

Muitos de nós temos uma respiração desequilibrada porque não sabemos como respirar. Como Deepak mencionou, nós iogues não mensuramos a vida pelo número de anos que vivemos, mas pelo número de respirações que fazemos. Ao estender nossa respiração, acreditam eles, também estamos estendendo nosso tempo e a qualidade de nossa vida.

Anatomicamente, isso é o que acontece em uma respiração completa:

♦ Na inspiração, o cérebro faz com que os músculos do diafragma se contraiam. Isso achata o diafragma à medida que os músculos intercostais entre as costelas levantam a caixa torácica para fora e para cima. Além disso, os músculos ao longo da coluna se contraem para erguer o esterno e os músculos abdominais superiores relaxam, permitindo que os órgãos abdominais pressionem a cavidade abdominal. Tudo isso cria um vácuo no peito, que faz com que o ar seja sugado para os pulmões. Para uma respiração plena e completa, a terceira, quarta e quinta costelas são levantadas pelos músculos peitorais, e os músculos escalenos erguem as duas primeiras costelas de cada lado do pescoço. Essa musculatura acessória da respiração está lá para que possamos inspirar mais ar quando precisamos.

♦ Na expiração, ocorre o inverso desse processo. Os músculos do pescoço, peitorais, intercostais, espinhais e do diafragma relaxam, o que permite o fluxo de ar para fora da cavidade torácica. Os músculos abdominais inferiores recuam em direção ao centro do corpo para a expulsão final do ar.

Ao praticar asanas, queremos assegurar que a arquitetura da postura facilite a anatomia da respiração. Algumas posturas comprimem o diafragma, a caixa torácica, a barriga ou o peito. Em cada postura, procurando ajustar nosso corpo para acomodar uma respiração completa, o que garante a circulação do prana por todo o corpo.

Respiração *Ujjayi*

É ideal inspirar e expirar pelas narinas para manter a respiração longa, lenta e controlada ao praticar asanas. A respiração *Ujjayi*, ou "vitoriosa", é uma técnica que envolve o estreitamento das cordas vocais na parte de trás da garganta. Esse processo retarda a passagem do ar na faringe, o que alonga e prolonga a respiração. Também cria um efeito de aquecimento na respiração, o que ajuda a desestressar e aumentar o foco. A *Ujjayi* emite um som semelhante a um sussurro que estimula o nervo vago (o nervo craniano mais longo e complexo, uma parte central do sistema nervoso parassimpático) e dá à nossa mente algo audível para ancorar em cada postura.

Como praticar a respiração *ujjayi*:

- ◆ Inspire pelas narinas.
- ◆ Ao expirar, abra a boca e solte o ar como se estivesse embaçando um espelho. Ouça o som oceânico da respiração e vá até o fim da expiração.
- ◆ Agora, inspire e contraia os mesmos músculos da parte de trás da garganta como fez na expiração, mantendo a boca aberta.
- ◆ Expire novamente como se estivesse embaçando um espelho. Feche a boca até a metade e solte o ar pelas narinas, ouvindo o som sussurrante da respiração, que deve ser audível apenas para você.
- ◆ Mantenha a boca fechada enquanto inspira pelas narinas.
- ◆ Continue a inspirar e expirar lentamente dessa maneira, interagindo com a respiração *ujjayi*.

Os Vayus

Os *vayus* são ventos ou direções de energia que regem o funcionamento saudável do nosso corpo. Cada asana tem um *vayu* ou *vayus* específicos, que são dominantes quando o experimentamos, e cada *vayu* tem um elemento associado a ele, um padrão de movimento e uma função específica que realiza. Por exemplo, quando praticamos um asana que ativa o núcleo, evocamos as qualidades de digestão ou conversão, que é o *samana vayu*. Quando abrimos o peito, estimulamos a absorção de oxigênio pelo corpo, que é o *prana vayu*. Os cinco *vayus* e suas qualidades são:

Vayu	Elemento	Função	Área do Corpo
Apana	Terra	Eliminação; fluxo descendente	Pés, pernas, pélvis
Vyana	Água	Circulação, distribuição	Por toda parte
Samana	Fogo	Conversão, metabolismo	Umbigo
Prana	Ar	Absorção, inspiração	Peito e cabeça
Udana	Éter	Projeção, fluxo ascendente	Garganta

Os *Bandhas*

A palavra sânscrita *bandha* significa "travar". Quando realizamos *bandhas*, estamos recanalizando nossa energia, da mesma forma que uma represa pode redirecionar o fluxo de um rio. Normalmente, praticamos os *bandhas* nas manutenções da respiração, especialmente durante o *pranayama*, mas também podem ser usados nos asanas. Eles nos ajudam a criar um estado dinâmico de benevolência que pode nos fortalecer em nossa vida cotidiana.

Aqui estão os quatro *bandhas* e suas funções:

- ♦ O *mula bandha* é o "bloqueio principal", localizado no assoalho pélvico, entre o cóccix e o osso púbico. Quando praticamos o *mula bandha*, levamos os músculos do assoalho pélvico, como um elevador, em direção ao umbigo. O *mula bandha* inibe o fluxo descendente de *apana* para que a energia ascendente — *udana* — possa ser integrada ao corpo. Isso nos ajuda a sentir nossa própria presença e poder nas posturas.

- ♦ O *uddiyana bandha* significa "voar para cima". É o ato de puxar os músculos abdominais inferiores para trás e para cima em direção à coluna, geralmente no fim da expiração. O *uddiyana bandha* estimula o *samana vayu* e encoraja a energia a fluir para cima até o topo, especialmente durante as práticas de respiração e meditação. Interagir com um leve *uddiyana bandha* no asana nos ajuda a atrair o nosso núcleo, permitindo-nos segurar nossa energia, em vez de dispersá-la.

- O *jalandhara bandha* significa "bloqueio do fluxo" e está localizado no pescoço e na garganta. Quando realizamos o *jalandhara bandha*, puxamos o queixo suavemente para baixo em direção ao peito. Isso pode ser feito ao segurar a inalação ou a exalação durante as práticas de *pranayama* e meditação. O *jalandhara bandha* permite que a energia ascendente, *udana*, seja direcionada de volta para baixo ao longo do canal central da coluna vertebral. Além disso, o *jalandhara* estimula os nervos parassimpáticos no tronco cerebral, que desenvolve uma sensação de calma e tranquilidade quando praticado com os asanas.

- O *treta bandha* significa "bloqueio triplo" e consiste no envolvimento de todos os três *bandhas* simultaneamente. Quando a energia descendente de *apana* sobe em *mula bandha* e a energia ascendente de *udana* desce em *jalandhara bandha*, eles criam fricção, ou *samana*, no centro da coluna, o que ajuda a quebrar nosso padrão mental e identidades falsas. O *treta bandha* é útil ao praticar o equilíbrio dos braços, posturas de quatro membros e inversões, pois buscamos nos tornar mais compactos e flutuantes. O *treta bandha* nos ajuda a desafiar a gravidade e as crenças que nos oprimem.

MUDRA

Um *mudra* é uma marca ou um movimento que cria um circuito de energia no corpo. Os *mudras* são normalmente executados com as mãos, no entanto, também podem ser feitos com a cabeça, com o períneo e através de diferentes formas que criamos com o corpo inteiro. Esses gestos são ferramentas poderosas para mudar nossa consciência. Dois *mudras* que exploraremos nos asanas são *ashvini mudra* e *vajroli mudra*, ambos executados no períneo.

- O *ashvini mudra* consiste no envolvimento dos músculos do esfíncter anal, que usamos quando estamos inibindo a flatulência. Quando realizamos *ashvini mudra* ao inclinarmos para a frente, cria-se uma sustentação natural na frente do corpo, que alonga a coluna e nos leva do *tamas* para o *satva guna*.

- O *vajroli mudra* trabalha os músculos do esfíncter uretral, que são os músculos que usamos para conter o ato de urinar. Quando executamos o *vajroli mudra* ao curvamos as costas, a parte de trás do corpo é levantada e nos leva do *rajas* para *satva guna*.

KRIYA

Um *kriya* é um ato para purificar nossa consciência. Muitos tipos de *kriya* são usados em várias metodologias para propósitos variados. Através da respiração, som (mantra) e visualização, podemos iluminar nossa consciência de uma forma que altera nossa experiência em nosso corpo e na própria postura. Estes dois *kriyas* são particularmente eficazes para aumentar nossa vitalidade nos asanas:

So Hum Kriya

Por meio da respiração, usamos esse *kriya* para integrar a inteligência universal ilimitada ao corpo físico, permitindo a sua manifestação. Este *kriya* nos permite receber o potencial puro a cada inspiração e incorporá-lo a cada expiração. É reabastecer, rejuvenescer e inspirar.

Como fazer

Visualize uma linha de energia da base da coluna até o topo da cabeça. Isso é *brahma nadi*, a superestrada cósmica que nos conecta à inteligência infinita.

Ao inspirar, sinta as costelas, os pulmões e as laterais do corpo se expandirem. Sinta um campo eletromagnético de energia entrando pelo topo da cabeça. Em seguida, observe a energia descendo pelo canal central da coluna, até o espaço logo à frente do sacro, conhecido como *kunda*.

Ao expirar, sinta a retração da parte inferior da barriga. Imagine distribuir esse magnetismo da frente do seu sacro para cada célula do seu corpo e sinta suas articulações ficando mais espaçosas.

Ao inspirar, ouça silenciosamente o som *so*, que é o som da consciência pura.

Ao expirar, ouça silenciosamente o som *hum*, o som da transformação.

Integre essa técnica *so hum* a cada respiração, reorientando sua consciência da linha sutil de energia em cada postura.

Arohan Awarohan Kriya

O *arohan awarohan* é traduzido como "ascendente descendente", correspondendo às duas passagens principais do corpo: a frontal, que é o *rajas*, e a posterior, que é o *tamas*. É também conhecido como "respiração em 8" por causa da rota que segue no corpo. Quando praticamos o *arohan awarohan*, não estamos apenas equilibrando os portões dianteiros e traseiros do corpo físico e, portanto, os chakras, mas também trazendo coerência à respiração e aos nossos campos de energia. É uma ação poderosa que nos traz de volta ao *satva guna* — o estado de puro ser.

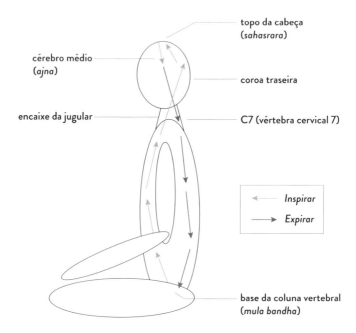

diagrama por: Alan Finger

Como fazer

Na inspiração, sinta uma corrente elétrica de energia se mover da base da coluna vertebral (*mula bandha*) até a frente do corpo, passando pelo espaço entre as clavículas e cruzando acima da parte de trás da cabeça, até o seu topo (*sahasrara chakra*). Depois, ela desce até o meio do cérebro (*ajña chakra*), o que cria um caminho de "meia figura de 8" na frente do corpo.

Na expiração, a consciência se move do meio do cérebro (*ajna chakra*) direto para a vértebra C7, que é o osso saliente na parte de trás do pescoço, desce pela passagem posterior do corpo, passa pelo cóccix e volta ao assoalho pélvico (*mula bandha*). Isso cria a segunda metade do caminho em forma de 8 na parte de trás do corpo.

Certifique-se de acompanhar esses movimentos de sua consciência dentro do ritmo de sua respiração. Se você se desconectar de sua respiração, você se desconecta de sua consciência e sai de seus próprios limites saudáveis. O *arohan awarohan* é uma técnica profunda que nos mantém em nossa própria verdade, conectados ao nosso eu autêntico. Você pode integrar esse *kriya* em qualquer uma das posturas. Use esta técnica na meditação sentada para levá-lo de volta ao *brahma nadi* e ao estado de consciência pura.

A PRÁTICA

A seguir há uma lista de 54 posturas, além das Saudações ao Sol, que ajudarão você a viver na luz e a construir uma base para uma prática de ioga completa, integrada e incorporada. As posturas são divididas por categoria, mas você só precisa escolher uma ou duas posturas de cada aula para criar uma prática poderosa e inspiradora. Essas posturas cobrem os principais grupos musculares do corpo, mas, o mais importante, você fortalece seu músculo de autoestudo. Observe seu corpo todos os dias e ouça as mensagens que ele está lhe enviando: como está sua energia hoje? De que seu corpo precisa? O que o levará a um estado de facilidade e leveza de ser? Embora a consistência seja necessária para colher os benefícios dessa prática, nem sempre é um processo linear. Cada dia é diferente, por isso é fundamental focar o seu interior e não os resultados. Como Patanjali declarou no sutra 2.14: "A prática torna-se firmemente fundamentada quando bem seguida por um longo tempo, sem interrupção e com toda a seriedade". Deixe a prática ser o resultado. Depois de entender o poder de cada asana, você pode começar a usar essas posturas como ferramentas para reinventar seu corpo, ressuscitar sua alma e viver na luz que é seu direito de nascimento.

POSTURAS SIMPLES EM PÉ

As posturas que se enquadram nesta categoria são estabilizadoras, neutralizantes e altamente eficazes para criar estabilidade nas pernas, abertura no coração e leveza na mente. Elas são benéficas para iniciantes e terapêuticas para qualquer pessoa com problemas de equilíbrio ou lesões que afetam os joelhos, a região lombar, os ombros ou o pescoço.

POSTURA DA MONTANHA:
TADASANA

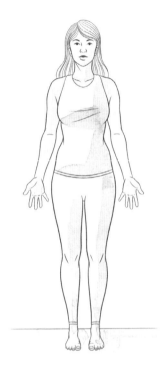

Visão geral: *Tadasana* é a base para todas as outras posturas. Como uma montanha, esta postura é forte e estável e nos ajuda a incorporar estabilidade através de nossos pés e de nossas pernas. Ao mesmo tempo, também estamos estabelecendo uma conexão com a inteligência infinita do universo por meio do Chakra da Coroa. Quando entendemos nossos hábitos físicos na *Tadasana*, conseguimos notar como eles agem em todas as outras posturas e na vida em geral. Permanecer na *Tadasana* é permanecer em nosso poder, em nossa presença, em nosso próprio eu soberano.

Como fazer: Fique em pé com os pés totalmente no chão e afastados na distância interna do quadril. Depois, levante os dedos dos pés do chão, afaste-os e abaixe-os novamente. Sinta como se pudesse sugar a Terra pelas solas dos pés para ativar o quadríceps e levantar levemente o assoalho pélvico. Firme levemente os músculos abdominais inferiores para apoiar a região lombar e sinta as costelas se expandindo com a respiração. Agora, deixe as palmas das mãos voltadas para a frente e sinta o espaço nas clavículas. Permita que a cabeça e o pescoço flutuem livremente sobre a coluna.

Benefícios: Fisicamente, a *Tadasana* fortalece os tornozelos, as pernas, a parte inferior do abdômen, as nádegas e os músculos das costas. Além disso, tonifica o assoalho pélvico e alinha a coluna para uma postura adequada.

Energeticamente, a *Tadasana* ajuda a criar um equilíbrio entre estabilidade e tranquilidade. Isso nos leva a *satva guna*, ou à homeostase. Quando executada corretamente, a Tadasana equilibra todos os chakras, mas é especificamente útil para equilibrar o primeiro chakra. Atrai *mula bandha* e aumenta o *apana vayu*.

Aplicações terapêuticas: Alivia dores no ciático, ajuda com a ansiedade, corrige a má postura e reduz os pés chatos.

Dicas úteis: Dependendo da largura dos quadris e da estrutura dos joelhos, pode ser necessário mover os pés um pouco mais para garantir que eles se alinhem com a parte interna dos quadris. Você também pode adotar uma postura mais ampla caso se sinta desequilibrado ou usar a parede ou uma cadeira como apoio. Para fortalecer o *mula bandha*, coloque um bloco ou uma almofada entre as coxas (enquanto está na postura em pé).

POSTURA DAS MÃOS PARA CIMA: *URDHVA HASTASANA*

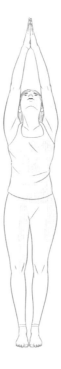

Visão geral: A postura das Mãos Para Cima é o modelo para muitos das outras que "abrem" o peito ao praticarmos ioga. Trazendo as palmas para se tocarem, fundimos as dualidades de direita e esquerda. Ao olhar para o teto ou para o céu, honramos a inteligência infinita que está ao nosso redor.

Como fazer: A partir da postura da Montanha, inspire e levante os braços acima da cabeça, alongando-se nas laterais e na parte de trás do corpo. Estenda os cotovelos e as pontas dos dedos enquanto junta as palmas das mãos. Deixe seu olhar seguir ligeiramente a direção dos polegares, mantendo a parte inferior do abdômen contraída e a nuca alongada.

Benefícios: Fisicamente, a postura das Mãos Para Cima fortalece as pernas, a parte inferior do abdômen e a parte superior das costas. Além disso, alonga a barriga, a caixa torácica, o peito e os ombros.

Energeticamente, a postura das Mãos Para Cima nos ajuda a mudar nossa perspectiva. Ela energiza e desperta, e pode ajudar a melhorar nosso humor. Ativa o primeiro, o quarto e o quinto chakras.

Atrai *mula bandha* e afasta *uddiyana bandha*. Estimula o *prana vayu*.

Aplicações terapêuticas: Ajuda com fadiga, asma e indigestão.

Dicas úteis: Se seus ombros estiverem tensos, junte as pontas dos dedos até se tocarem enquanto olha para cima. Você também pode manter os braços afastados na distância dos ombros ou um pouco mais distantes. Se você tiver algum problema no pescoço, mantenha o olhar para frente e a cabeça em uma posição neutra.

POSTURA DA CADEIRA: *UTKATASANA*

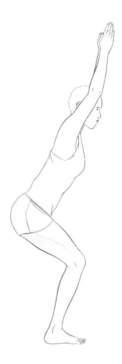

Visão geral: Muitas vezes nos referimos a Utkatasana como "postura da Cadeira" quando, na verdade, a tradução real da palavra do sânscrito é "postura Feroz". Essa forma nos ensina a enfrentar situações desafiadoras com paciência, tolerância e curiosidade, explorando a natureza verdadeiramente poderosa de nosso ser, necessária para o crescimento e a transformação.

Como fazer: A partir da *Tadasana*, junte as bordas internas dos pés até se tocarem. Inspire, estique os braços perto das orelhas, na distância dos ombros, e estenda-os até as pontas dos dedos. Ao expirar, dobre os joelhos e permita que os ísquios, ou a área inferior da pélvis, se movam em direção à parede atrás de você. Ao mesmo tempo, eleve os ossos do quadril para longe das coxas e sinta o envolvimento dos músculos abdominais inferiores. Mantenha a cabeça e o pescoço neutros e relaxe a mandíbula.

Benefícios: Fisicamente, a postura da Cadeira fortalece os tornozelos, as pernas, as nádegas, a parte inferior do abdômen, a parte superior das costas e a parte superior dos braços. Abre o peito e os ombros. A postura da Cadeira também estimula os órgãos abdominais, o diafragma e o coração.

Energeticamente, a postura da Cadeira cria uma forte sensação de enraizamento e estabilidade. Isso nos permite explorar nossa tolerância ao desconforto e como respondemos a situações desafiadoras. Ativa o primeiro chakra.

Atrai *mula bandha* e afasta *uddiyana bandha* para ajudar a elevar o *udana*. Estimula o *samana vayu*.

Aplicações terapêuticas: Ajuda a reduzir os pés chatos; promove a reabilitação de lesões no tornozelo e joelho.

Dicas úteis: Se seus ombros estiverem tensos, mantenha os braços paralelos no chão, na distância dos ombros. Para ajudar a estabilizar as pernas, coloque um bloco entre os joelhos. Se o equilíbrio for um problema, pratique essa postura com o sacro contra a parede.

POSTURA DA PALMA SOPRADA:
PARSVA URDHVA HASTASANA

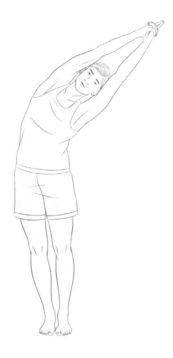

Visão geral: A postura da Palmeira no vento é uma personificação graciosa da árvore com mesmo nome, que pode balançar ao vento enquanto permanece fixa na base. Esta postura nos ensina como ser flexível e fluido, mas firme e inabalável, para literalmente dobrar, mas não quebrar.

Como fazer: A partir da postura da Montanha, estique os braços acima da cabeça e junte as palmas das mãos até se tocarem. Entrelace os três últimos dedos e o polegar, mantendo os indicadores apontando para cima em direção ao teto. Ao inspirar, alongue a lateral do corpo e, ao expirar, incline o tronco para a direita, pressionando o pé esquerdo. Mantenha os músculos abdominais contraídos para proteger a região lombar.

Permaneça na posição e respire, alongando os dois lados da cintura uniformemente. Na próxima inspiração, volte ao centro, mantendo os braços acima da cabeça. Na próxima expiração, incline-se para a esquerda, pressionando o pé direito. Inspire e volte ao centro. Ao expirar, abaixe os dois braços ao longo do corpo.

Benefícios: Fisicamente, a postura da Palmeira no vento abre os quadris externos. Isso alonga a região lombar, a cintura e os músculos intercostais entre as costelas. Também abre os ombros e tonifica os músculos abdominais oblíquos.

Energeticamente, a postura da Palmeira no vento abre o primeiro e o quarto chakras. Essa postura ajuda a estimular os canais de energia solar e lunar do corpo, conhecidos como *pingala* e *ida nadis*, localizados nos lados direito e esquerdo do corpo.

Atrai *mula bandha* e afasta *uddiyana bandha*. Estimula o *prana vayu*.

Aplicações terapêuticas: A postura da Palmeira no vento ajuda na asma e na congestão respiratória superior. Alivia a escoliose e as dores no ciático e pode reduzir os efeitos dos pés chatos.

Dicas úteis: Se seus ombros estiverem tensos, segure o pulso do lado oposto daquele para o qual você está se inclinando. Você também pode manter uma mão abaixada ao longo do corpo enquanto o braço oposto se estende para cima e acima da cabeça, dobrando-se para o lado do braço abaixado.

POSTURAS EM PÉ PARA ABERTURA DE QUADRIL

A maior quantidade de posturas que vemos na ioga moderna se enquadra nesta categoria. Quando feitas corretamente, essas posturas podem fortalecer e alongar simultaneamente os principais grupos musculares do corpo, além de serem mais benéficas na construção dos músculos do quadríceps, o que ajuda a prevenir condições como dor lombar e má postura. As posturas em pé para abertura de quadril também nos ensinam as qualidades de equilíbrio, força, fortalecimento e perseverança.

POSTURA DA LUA CRESCENTE
ANJANEYASANA

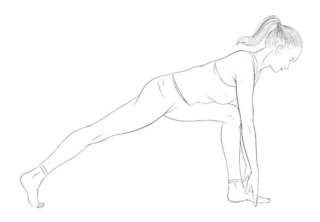

Visão geral: A postura da Lua Crescente às vezes é chamada de "ataque do corredor" porque é a mesma posição que você verá os corredores de pista assumirem pouco antes de fazerem um sprint. No geral, essa postura é uma maneira segura e eficaz de começar a abrir o músculo iliopsoas, responsável por conectar a parte inferior do corpo à parte superior. A principal função do músculo é permitir que você dobre o quadril e é parte integrante de nossa capacidade de ficar em pé, andar e correr.

Como fazer: A partir da postura Padahastasana (ou mãos aos pés), inspire e alongue o peito para a frente, alcançando a parede à sua frente. Na próxima expiração, dê um passo com o pé esquerdo para trás em direção à borda traseira do tapete. Alinhe o joelho da frente diretamente sobre o tornozelo e pressione o calcanhar de trás em direção à parede atrás de você. Mantenha a coxa traseira reta e firme. Leve o quadril direito para trás, de modo que fique alinhado com o quadril esquerdo, e alongue uniformemente em ambos os lados do tronco. Alcance o centro do peito e mantenha a nuca esticada. Relaxe a parte superior dos ombros e olhe para um ponto fixo à sua frente.

Benefícios: Fisicamente, a postura da Lua Crescente fortalece e alonga o quadríceps e os flexores do quadril. Ele tonifica os músculos abdominais inferiores e os músculos ao longo da coluna e permite uma leve abertura do tórax.

Energeticamente, a postura da Lua Crescente está enraizando e liberando ao mesmo tempo. É uma personificação simples, mas profunda, de *sthira* e *sukha*, que em sânscrito significa "firmeza" e "tranquilidade". Abre o primeiro e o segundo chakras.

Atrai *slight treta bandha*, estimula *samana vayu* e atrai *vajroli mudra* para alongar a parte de trás do corpo.

Aplicações terapêuticas: Pode ser útil no alívio da dor no ciático e na escoliose, e pode ajudar na reabilitação de lesões no tornozelo e joelho.

Dicas úteis: Abaixe o joelho que está atrás, no colchonete ou em um cobertor para um alongamento mais profundo no psoas. Use blocos embaixo de cada mão para ajudar a alongar a coluna e abrir o peito.

POSTURAS EM PÉ PARA ABERTURA DE QUADRIL 147

POSTURA DO GUERREIRO 1:
VIRABHADRASANA 1

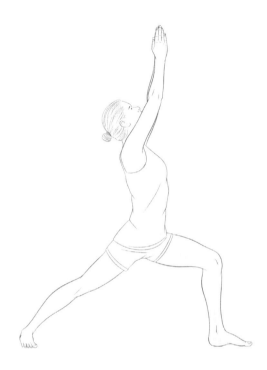

Visão geral: Como a primeira das três posturas do Guerreiro, a postura do Guerreiro 1 invoca as qualidades necessárias para a batalha: perseverança, força e comprometimento. No caso dos asanas, o campo de batalha não está no campo propriamente dito, mas dentro de si mesmo. A força que cultivamos nas posturas do Guerreiro nos ajuda a romper nossos próprios padrões limitantes para um estado de liberdade e transcendência.

Como fazer: A partir da postura da Lua Crescente, coloque o calcanhar esquerdo para trás no chão, ligeiramente à esquerda do centro. Permaneça colocando o peso no pé de trás enquanto eleva o tronco para a posição vertical, puxando o quadril esquerdo e a caixa torácica esquerda em direção à frente do colchonete. Traga o umbigo para trás em direção à coluna e levante os braços acima da cabeça, elevando as costelas inferiores em direção às pontas dos dedos. Junte as palmas das mãos para se tocarem e olhar em direção às mãos, mantendo a nuca alongada.

Benefícios: Fisicamente, esta postura fortalece os tornozelos, as pernas, os braços e as costas e alonga os tendões de Aquiles, as panturrilhas e os flexores do quadril. Além disso, abre o peito e os pulmões.

Energeticamente, a postura do Guerreiro 1 ajuda a melhorar o equilíbrio, o foco e a concentração. É responsável também por criar raízes e aumentar as qualidades do elemento terra dentro de nós. Age no primeiro chakra.

Atrai *mula bandha* e despreza *uddiyana bandha*. Estimula o *prana vayu*. Atrai *vajroli mudra* para alongar a parte de trás do corpo.

Aplicações terapêuticas: Esta postura é útil para aliviar a dor no ciático e na lombar e pode ajudar a aliviar os sintomas de asma e indigestão.

Dicas úteis: Para permitir mais mobilidade na pélvis, amplie a distância entre os pés e reduza ligeiramente a postura. Se o equilíbrio for um problema, ancore o calcanhar contra a parede. Se seus ombros estiverem tensos, mantenha as mãos na distância dos ombros ou um pouco mais afastadas.

POSTURA DO GUERREIRO 2: *VIRABHADRASANA 2*

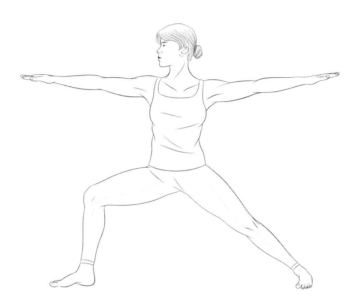

Visão geral: A postura do Guerreiro 2 é uma das mais acessíveis dentre as voltas para a abertura de quadril em pé, porque não requer muito alcance nos quadris. Como uma das três posturas do Guerreiro, a do Guerreiro 2 provoca uma sensação de segurança, força, concentração e vontade. Isso nos capacita a ocupar o espaço em que estamos de todo o coração.

Como fazer: A partir da *Tadasana*, deixe seus pés um pouco mais afastados que a distância das pernas. Gire o pé direito em direção à frente do tapete; certifique-se de que o calcanhar do pé direito esteja alinhado com o arco do pé de trás. Agora, gire ligeiramente os dedos dos pés traseiros para que fiquem alinhados com a borda frontal esquerda do tapete. Estique os braços na posição "T", alinhando as mãos com os ombros. Inspire e olhe por cima do dedo médio direito. Ao expirar, dobre o joelho direito e alinhe-o sobre o segundo e terceiro dedo. Continue mantendo uma elevação sutil em seu assoalho pélvico. Relaxe a parte superior dos ombros, suavize os músculos faciais e deixe o *drishti*, ou olhar, repousar sobre o dedo médio direito. Inspire e expire com fluidez.

Benefícios: Fisicamente, a postura do Guerreiro 2 fortalece os tornozelos, os joelhos e o quadríceps. Também ajuda a tonificar o assoalho pélvico e alonga a virilha, o peito, os pulmões e os ombros.

Energeticamente, a postura do Guerreiro 2 desenvolve resistência e paciência, aumenta o foco e a concentração e ajuda no equilíbrio. Fortalece o primeiro e o segundo chakras, melhorando a estabilidade, a firmeza e a conexão com a Terra. Simultaneamente, envolve e abre nossos centros de criatividade e sexualidade.

Atrai *mula bandha* e afasta *uddiyana bandha*. Estimula *apana vayu*.

Aplicações terapêuticas: Esta postura pode ajudar a aliviar dores nas costas e melhorar os arcos dos pés. Também é útil para tratar infertilidade, osteoporose e dor no ciático.

Dicas úteis: Se o equilíbrio for um problema, pratique esta postura com as costas contra a parede. Se seus quadris estiverem tensos, gire ainda mais os dedos de trás ou ajuste o espaço entre o pé da frente e o de trás para que os calcanhares se encontrem em vez de calcanhar com arco.

POSTURA DO GUERREIRO INVERTIDO:
VIPARITA VIRABHADRASANA

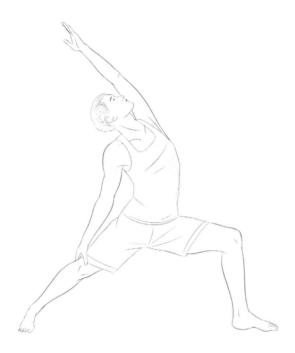

Visão geral: Muitas vezes referido como "guerreiro pacífico", a postura do Guerreiro Invertido apresenta um lado mais suave da postura do Guerreiro 2. Isso porque abre o coração e eleva o olhar para o céu, lembrando-nos de que podemos ser fortes e estar em paz ao mesmo tempo.

Como fazer: A partir da postura do Guerreiro 2, gire a palma da mão direita em direção ao teto. Ao inspirar, levante o tronco e deslize o braço de trás em direção à perna de trás. Ao mesmo tempo, mova o braço direito para cima junto à orelha direita. Envolva os músculos abdominais inferiores e alongue os dois lados da cintura uniformemente. Na sua próxima expiração, retorne para a postura do Guerreiro 2.

Benefícios: Fisicamente, a postura do Guerreiro Inverso ajuda a tonificar a parte inferior do abdômen e os oblíquos laterais. Além de fortalecer os quadríceps, esta postura alonga os músculos da lombar. Estes são conhecidos como o "QL", ou o quadrado lombar. A postura do Guerreiro inverso é uma postura excelente para alongar os músculos intercostais, que ajudam a liberar a respiração. Abre os ombros e os músculos do peito.

Energeticamente, a postura do Guerreiro Inverso é estimulante porque move a respiração para a parte superior do tórax. Incentiva a inalação e envolve o primeiro, segundo e quarto chakras, o que induz sentimentos de amor, compaixão e gratidão.

Atrai *mula bandha*. Estimula *prana vayu*.

Aplicações terapêuticas: Esta postura pode ajudar a aliviar dores nas costas e melhorar os arcos dos pés. Ajuda com asma e congestão respiratória superior.

Dicas úteis: Se o equilíbrio for um problema, pratique esta postura com as costas contra a parede. Para aliviar a tensão nos quadríceps, endireite a perna da frente. Você também pode praticar esta postura sentado em uma cadeira.

POSTURAS EM PÉ PARA ABERTURA DE QUADRIL 153

POSTURA DA EXTENSÃO LATERAL
PARSVAKONASANA

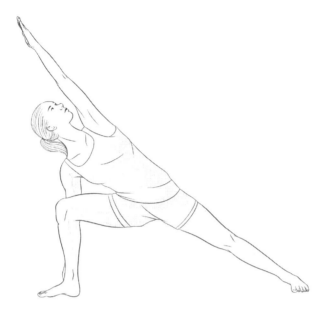

Visão geral: esta postura de alongamento e fortalecimento de corpo inteiro envolve muitos dos principais grupos musculares, cultivando uma sensação de estrutura e expansão ao mesmo tempo. Abre tanto a parte inferior do corpo, que representa nossa conexão com a Terra, quanto a parte superior do corpo, que representa nossa conexão com a inteligência pura.

Como fazer: A partir da postura do Guerreiro 2, inspire e estenda o braço direito em direção à frente do colchonete, alongando o tronco sobre a parte superior da coxa. Ao expirar, abaixe a mão direita até o chão ou coloque-a sobre um bloco. Agora, gire a palma da mão esquerda em direção à frente do colchonete e coloque o braço superior ao lado da orelha. Mantendo o joelho da frente diretamente sobre o segundo e o terceiro dedo do pé, comece a girar as costelas em direção à parede atrás de você, trabalhando para empilhar a caixa torácica. Respire uniformemente passando o ar por toda costela. Desloque seu olhar para cima em direção ao braço superior. Mantenha o mesmo alinhamento dos pés do *Virabhadrasana* 2.

Benefícios: Fisicamente, esta postura fortalece os músculos das pernas e dos tornozelos. Além disso, abre a virilha e alonga a cintura, os braços, o peito, a região lombar, os músculos intercostais e os pulmões.

Energeticamente, a postura da Extensão Lateral desenvolve resistência e paciência, aumenta o foco e a concentração e ajuda no equilíbrio. Pode ajudar a melhorar seu humor e combater a depressão leve. Age no primeiro chakra para melhorar a estabilidade, a firmeza e a conexão com a Terra.

Atrai *mula bandha* e afasta *uddiyana bandha*. Estimula *apana* e *udana vayu*.

Aplicações terapêuticas: Ajuda a aliviar a constipação, a infertilidade, a dor no ciático, a osteoporose e a dor lombar.

Dicas úteis: Se o equilíbrio for um problema, pratique esta postura com as costas contra a parede. Para modificar, descanse o antebraço direito na coxa da frente e levante o outro braço acima da cabeça. Mantenha o braço superior alinhado com os ombros se estes estiverem tensos, com as pontas dos dedos apontando diretamente para o teto. Se você sentir algum desconforto no pescoço, mantenha o olhar na parede voltada para o tronco.

POSTURAS EM PÉ PARA ABERTURA DE QUADRIL   155

POSTURA DO TRIÂNGULO:
TRIKONASANA

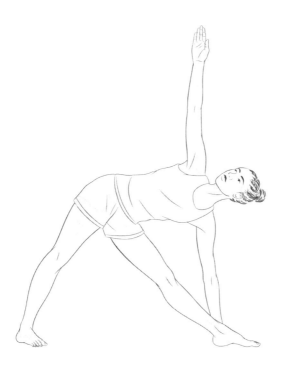

Visão geral: Afirma-se que o triângulo é a mais estável de todas as formas geométricas. Desperta-nos para o poder forte e denso da Terra que podemos experimentar através das nossas pernas. Ao mesmo tempo, tornamo-nos mais conscientes do campo de potencial puro através da direção do braço superior.

Como fazer: A partir da *Tadasana*, afaste as pernas, mantendo os pés paralelos. Gire o pé direito para fora em um ângulo de 90° para que todos os cinco dedos apontem para a frente do tapete. Gire os dedos do pé traseiro em um ângulo de 45° para que os dedos apontem para a borda frontal esquerda do tapete. Inspire e levante os braços na posição "T". Ao expirar, dobre o quadril direito e estenda o braço direito em direção à frente do colchonete. Abaixe a mão direita, na canela direita ou em um bloco fora do pé direito. Levante o braço esquerdo em direção ao teto. Você pode olhar para o braço levantado ou, se isso incomodar o seu pescoço, olhe para a parede à sua frente.

Benefícios: Fisicamente, esta postura abre os isquiotibiais, os quadris, as virilhas, o peito, os ombros e a coluna vertebral. Além disso, fortalece os tornozelos, as panturrilhas, o abdômen, os oblíquos laterais e a parte superior das costas.

Energeticamente, a *Trikonasana* é estimulante e aumenta o foco e a concentração. Ativa o primeiro, segundo e quarto chakras.

Interage um pouco com *mula bandha* para ajudar a reverter o *apana vayu*. Também interage um pouco com *jalandhara bandha* para encorajar o movimento de energia para a coroa. Estimula *udana vayu*.

Aplicações terapêuticas: Ajuda a aliviar pés chatos, infertilidade, dor no pescoço, osteoporose e dor no ciático.

Dicas úteis: Se o equilíbrio for um problema, pratique esta postura com as costas contra a parede. Se os isquiotibiais estiverem tensos, coloque a mão em um bloco ou em uma cadeira do lado de fora do pé da frente. Se você tiver alguma sensibilidade no pescoço, fixe o olhar para frente ou para baixo em direção ao pé da frente.

POSTURA DA MEIA LUA:
ARDHA CHANDRASANA

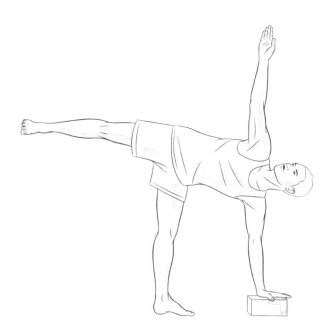

Visão geral: como a Lua, esta postura nos ensina sobre o significado da transição. A forma como você entra na postura determinará sua capacidade de sustentá-la. Quando nos distraímos ou nos desconectamos de nossas ações, facilmente nos desviamos do centro. No entanto, quando nossas ações são conscientes, podemos passar pela mudança sem perder nossa conexão com nosso eu mais íntimo.

Como fazer: A partir da postura do Triângulo, coloque a mão esquerda no quadril esquerdo e olhe para o pé direito. Dobre o joelho direito e comece a deslizar o bloco ou a mão para a frente cerca de 30cm. Agora, arraste o pé de trás e comece a transferir o peso totalmente para o pé direito.

Pausa. Ao inspirar, comece a endireitar a perna direita e levante a perna esquerda do chão, pressionando o calcanhar do pé esquerdo como se estivesse empurrando-o contra uma parede, de modo que a perna fique reta e firme. Alinhe a caixa torácica esquerda em cima da direita. Seu ombro esquerdo deve estar alinhado com a parte superior do ombro direito. Depois de se sentir firme, você pode estender o braço esquerdo em direção ao teto e deixar o olhar seguir.

Benefícios: Fisicamente, esta postura fortalece os tornozelos, as coxas, as nádegas, o abdômen e a coluna vertebral. Ela alonga a virilha, os isquiotibiais e as panturrilhas, os ombros, o peito e a coluna.

Energeticamente, a postura da meia-lua melhora o equilíbrio, o foco, a concentração e a coordenação. Ativa o primeiro, segundo e sexto chakras.

Interage levemente com *mula bandha* e *uddiyana bandha* para ajudar a elevar *apana vayu*. Interage levemente também com *jalandhara bandha* para encorajar o movimento de energia para a coroa. Estimula prana e *udana vayu*.

Aplicações terapêuticas: Pode aliviar a dor lombar quando praticada contra a parede, especialmente para mulheres grávidas no segundo e terceiro trimestre.

Dicas úteis: Se o equilíbrio for um problema, pratique esta postura com as costas contra a parede. Você também pode começar com a mão superior no quadril superior e manter o olhar para baixo em direção ao chão para manter a firmeza. Se os isquiotibiais estiverem tensos, coloque um bloco embaixo da mão inferior. Como você fez na postura do Triângulo, fixe o olhar para frente ou para baixo em direção ao pé da frente se tiver alguma sensibilidade no pescoço.

POSTURA DO LAGARTO:
UTTHAN PRISTHASANA

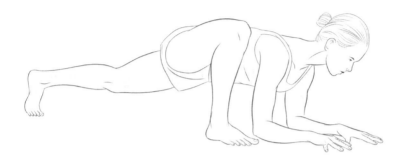

Visão geral: a pose do lagarto é uma das poses mais eficazes para abrir os quadris. Ao atingir os três músculos principais dos quadris — os flexores do quadril, os músculos glúteos e a virilha — facilita uma liberação profunda de toda a região pélvica, tanto no nível físico quanto no energético. Esta postura nos ajuda a passar por nossas emoções com compaixão e coragem.

Como fazer: A partir da postura da Lua Crescente, encoste o joelho de trás no chão ou em um cobertor para apoio. Caminhe com o pé direito em direção à borda direita do tapete e aponte os dedos ligeiramente para o canto. Certifique-se de manter o joelho direito diretamente sobre o tornozelo direito. Coloque as mãos na parte interna do pé direito. Permaneça nessa posição ou abaixe os cotovelos no chão para um alongamento mais profundo. Você pode manter o joelho de trás abaixado para um alongamento mais passivo ou levantar o joelho de trás do chão para uma versão mais ativa da postura.

Benefícios: Fisicamente, esta postura abre os músculos quadríceps, flexores do quadril, isquiotibiais, virilha e glúteos. Além disso, fortalece o quadríceps e os músculos abdominais inferiores. Também ajuda a abrir os ombros e o peito.

Energeticamente, a postura do Lagarto promove nossa capacidade de ser flexível — não apenas em nosso corpo, mas em nossa vida. Essa postura funciona no segundo chakra, que é o elemento água e rege nossas polaridades. É responsável por nossa capacidade de ser fluido na vida e "seguir o fluxo", então essa forma abre essa parte de nossa consciência. Os quadris também tendem a conter muitas emoções não processadas; portanto, a postura do Lagarto ajuda a liberar memórias, sentimentos e crenças que se alojam nessa área e que nos impedem de reconhecer nossa natureza essencial.

Interage com *mula bandha* para ajudar a reverter *apana vayu*. Interage com *vajroli mudra*. Estimula *vyana vayu*.

Aplicações terapêuticas: Pode ajudar a aliviar a dor lombar, aumentar a fertilidade e aliviar o desconforto menstrual. A postura do Lagarto também é útil para mulheres grávidas.

Dicas úteis: mantenha o joelho de trás no chão para uma versão mais receptiva dessa postura. Se seus quadris estiverem tensos, coloque um bloco embaixo de cada antebraço, para manter o espaço no peito e nos ombros.

POSTURA DA GUIRLANDA:
MALASANA

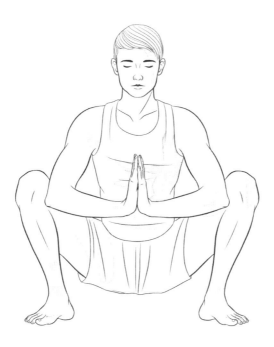

Visão geral: Esta postura voltada para a abertura do quadril pode ser relaxante ou altamente desafiadora, dependendo da sua anatomia. A postura recebe o nome das pequenas joias redondas que compõem um *japamala*, um cordão sagrado de contas usado para cantar ou rezar na Índia. Reproduzir essa forma com nosso próprio corpo nos lembra que o asana é sua própria forma de oração.

Como fazer: A partir da postura da Montanha, deixe as pernas tão abertas quanto a largura do colchonete ou ligeiramente mais afastadas que a distância dos quadris. Dobre os joelhos e comece a abaixar os ísquios em direção ao chão. Se seus calcanhares começarem a se levantar do chão, faça uma pausa e respire. Junte as palmas das mãos até se tocarem. Se os joelhos estiverem completamente dobrados, leve os cotovelos até a parte interna das coxas para ajudar a abrir os quadris e pressione as palmas das mãos com firmeza para ajudar a expandir o esterno.

Benefícios: Fisicamente, a postura da Guirlanda alonga o tendão de Aquiles, a virilha, os músculos glúteos e o tronco. Também ajuda a abrir o peito e os ombros.

Energeticamente, a postura da Guirlanda ativa o primeiro e o segundo chakras e pode ser especificamente útil para estimular a energia sexual.

Interage levemente com *mula bandha* para ajudar a equilibrar essa energia descendente com uma elevação ascendente da coluna. Há também um leve diálogo com *jalandhara bandha* para manter a linha de energia da base ao mesencéfalo. A postura da Guirlanda ajuda a facilitar o movimento do *apana* para facilitar a eliminação.

Aplicações terapêuticas: Auxilia na digestão, alivia a dor lombar e é excelente para mulheres grávidas durante o parto.

Dicas úteis: Se a flexão do tornozelo for limitada, coloque um cobertor dobrado sob os calcanhares. Se os joelhos não conseguirem flexionar totalmente, coloque um ou dois blocos sob os ísquios. Coloque um bloco ou um livro grosso entre as palmas das mãos para ajudar a ampliar as clavículas e aproximar as omoplatas uma da outra. Se você tiver alguma lesão no joelho ou no quadril, tente esta postura de costas com os quadris próximos a uma parede, os joelhos dobrados, as pernas afastadas e os pés pressionando a parede.

POSTURAS COM CURVATURA PARA FRENTE

As posturas com curvatura para a frente são extremamente úteis tanto para aumentar nossa amplitude física quanto para diminuir nossa tagarelice mental. Anatomicamente, elas abrem os músculos isquiotibiais, que são responsáveis por grande parte de nossas atividades diárias, como caminhar, correr e subir escadas. Energeticamente, a parte de trás das pernas é onde armazenamos nossos padrões inconscientes, as crenças limitantes e as falsas narrativas que adquirimos desde muito jovens. Além disso, as posturas com curvaturas para a frente também estimulam uma profunda sensação de calma e desapego, elevando suavemente o diafragma e facilitando a expiração. Por último, essas posturas são uma grande lição sobre a lei do menor esforço: quanto mais você relaxar, mais fácil será entrar na postura.

POSTURA DE ALONGAMENTO COM OS PÉS SEPARADOS, VARIAÇÃO A: *PRASARITA PADDOTTANASANA*

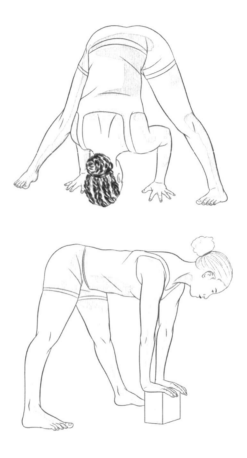

Visão geral: A postura de Alongamento com os Pés Separados A é uma maneira acessível, mas profunda, de alongar os isquiotibiais e manter um senso de equilíbrio em sua base. A simetria e a posição ampla das pernas tornam esta postura mais amigável para quem tem isquiotibiais rígidos.

Como fazer: A partir da postura da Montanha, afaste seus pés a uma distância de cerca de uma perna. Mantenha todos os dez dedos apontando para a frente e alinhe as bordas externas dos pés com as do tapete. Coloque as mãos nos quadris. Firme seu quadríceps sugando o chão pelas solas dos pés. Inspire e eleve o esterno em direção ao teto, mantendo a parte inferior da barriga contraída. Ao expirar, dobre os quadris e abaixe o tronco em direção ao chão. Se suas mãos alcançarem o tapete, ande com as pontas dos dedos para trás para alinhar com as pontas dos pés. Abra bem os dedos e coloque as palmas das mãos no chão. Dobre os cotovelos para trás em direção à parede atrás de você e permita que a coroa da cabeça se mova em direção ao tapete. Se as mãos não tocarem o chão, coloque um bloco embaixo de cada mão.

Benefícios: Fisicamente, esta postura alonga os isquiotibiais e as costas, fortalece os tornozelos e a frente das pernas. Além disso, ocasiona uma tração na coluna e pode ajudar a soltar o pescoço. Também estimula o processo digestivo, direcionando a circulação para os órgãos abdominais.

Energeticamente, a postura de Alongamento com os Pés Separados A ajuda a desbloquear as crenças inconscientes e limitantes armazenadas na parte de trás das pernas. Ajuda a aliviar a ansiedade e libera a expiração, estimulando uma sensação de desapego. Essa postura também pode mudar nossa visão mental e funciona no primeiro, sexto e sétimo chakras.

Atrai *uddiyana* e *jalandhara bandha* para facilitar o movimento da energia até a coroa. Além disso, atrai *ashvini mudra* para alongar a coluna. Estimula *apana vayu*.

Aplicações terapêuticas: Ajuda a aliviar dores de cabeça leves e fadiga e pode aliviar dores nas costas leves.

Dicas úteis: Se seus isquiotibiais estiverem tensos e suas mãos não alcançarem o chão, você pode colocá-las em uma cadeira ou em blocos abaixo dos ombros. Para uma opção mais revigorante, coloque um reforço ou bloco embaixo da testa. Estenda os braços em direção à parede à sua frente, apoiando-se nas pontas dos dedos e soltando o peito em direção ao chão.

Variação: Caso deseje também abrir os ombros, tente esta mesma postura com os dedos entrelaçados atrás de você na parte inferior das costas. Junte as omoplatas uma na outra e pressione as palmas das mãos para se juntarem. Inspire e levante o esterno em direção ao teto, mantendo a parte inferior da barriga contraída. Ao expirar, dobre os quadris e abaixe o tronco em direção ao chão, afastando os braços da região lombar. Se os ombros estiverem tensos, segure uma faixa entre as mãos em vez de entrelaçar os dedos.

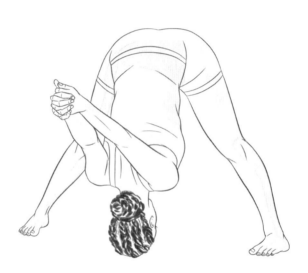

POSTURA DE MEIA CURVA PARA FRENTE: *ARDHA UTTANASANA*

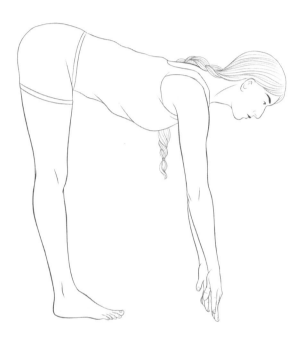

Visão geral: Muitas vezes considerada "postura de preparação", este asana nos "prepara" para ficar na Prancha, realizar uma flexão deitada e retornar à postura da flexão para frente sobre as pernas com uma coluna alongada e um coração aberto.

Como fazer: A partir da postura de alongamento intenso, inspire e deslize as pontas dos dedos no chão, diretamente abaixo dos ombros, e alcance o centro do peito para a frente. Olhe para a frente, para a borda frontal do tapete. Solte as omoplatas para baixo, longe das orelhas, e mantenha a nuca alongada.

Benefícios: Fisicamente, a postura de meia curva para a frente fortalece as pernas, os músculos abdominais, os músculos ao longo da coluna e a parte de trás do pescoço. Ele alonga os isquiotibiais e abre o peito e os ombros.

Energeticamente, esta postura aumenta o foco. Atua no primeiro e terceiro chakras, desenvolvendo força e flexibilidade ao mesmo tempo.

Atrai *mula bandha* e *jalandhara bandha*. Além disso, atrai *ashvini mudra* para alongar a coluna. Estimula *udana vayu*.

Aplicações terapêuticas: Ajuda a aliviar dores lombares e lesões nos isquiotibiais, e é útil para praticantes grávidas.

Dica útil: Se os isquiotibiais estiverem tensos, dobre os joelhos ou coloque um bloco embaixo de cada mão.

POSTURA DO ALONGAMENTO INTENSO
UTTANASANA

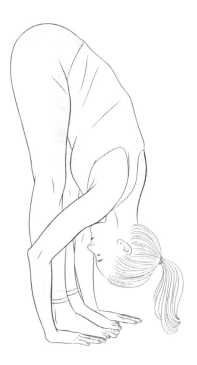

Visão geral: A postura do alongamento intenso é fiel ao seu nome; é uma postura que libera intensamente toda a parte de trás do corpo. Essa postura geralmente é oferecida como parte de uma sequência mais extensa de posturas, como nas Saudações ao Sol. Quando é mantido por longos períodos de tempo, cria uma profunda sensação de liberação nas camadas física, mental e energética do seu ser.

Como fazer: A partir da postura da Montanha, coloque as mãos nos quadris. Inspire e levante o esterno em direção ao teto, mantendo a parte inferior da barriga contraída. Ao expirar, dobre os quadris e abaixe o tronco em direção ao chão. Se suas mãos não alcançarem o chão, dobre os joelhos ou coloque blocos embaixo de cada mão.

Benefícios: Fisicamente, a postura do alongamento intenso alonga as panturrilhas, os isquiotibiais, os quadris e as costas. Fortalece os tornozelos e o quadríceps. A postura ajuda a criar tração na coluna, além de estimular o processo digestivo, direcionando a circulação para os órgãos abdominais. Ele também atua como uma leve inversão, trazendo sangue para o cérebro e oxigenando as células do seu corpo.

Energeticamente, a postura de alongamento intenso facilita a sensação de desapego, elevando o diafragma, o que estimula a expiração. Abre os portões traseiros de todos os chakras, pacificando suas qualidades rajásicas e aumentando *tamas* — a qualidade da inércia. A *uttanasana* também esfria energeticamente e pode nos ajudar a ver as coisas de uma nova perspectiva.

Atrai *mula, uddiyana* e *jalandhara bandha* para facilitar o movimento da energia até a coroa. Além disso, atrai *ashvini mudra* para alongar a coluna. Estimula *apana vayu*.

Aplicações terapêuticas: A postura de alongamento intenso é útil para pessoas com osteoporose e sinusite. Alivia ansiedade, fadiga e dores de cabeça.

Dicas úteis: Dobre os joelhos ou use blocos embaixo de cada mão se os isquiotibiais estiverem tensos. Segure o antebraço oposto com cada mão e deixe a cabeça e o pescoço se soltarem em direção ao chão para tornar essa postura mais energeticamente passiva.

VARIAÇÕES DA SAUDAÇÃO AO SOL

A Saudação ao Sol é um aquecimento de corpo inteiro e uma oração ao sol. Ao praticar as variações da Saudação ao Sol, exercitamos a arte do *vinyasa*, que envolve vincular cada respiração com o movimento. Revigoramos o corpo iniciando cada postura a partir da respiração, construímos resistência cardiovascular, aumentamos nossa fluidez e criamos uma meditação em movimento para ancorar nossa mente.

RESPIRAÇÃO SOLAR: *SURYA PRANA*

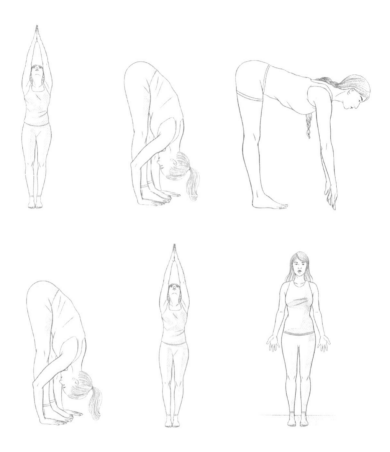

Visão geral: A sequência da Respiração Solar é um ponto útil para começar a aprender sobre as Saudações ao Sol. Facilita os benefícios de conectar a respiração e o movimento sem sobrecarregar as articulações. É seguro para qualquer pessoa com lesões no pulso ou no ombro, ou para quem deseja aumentar moderadamente o calor do corpo sem muita intensidade.

Como fazer: A partir da *Tadasana*, siga cada passo e faça uma respiração por movimento.

Inspire: postura das Mãos Para Cima

Expire: postura de alongamento intenso

Inspire: postura de meia curva para a frente

Expire: postura de alongamento intenso

Inspire: postura das Mãos para Cima

Expire: postura de Montanha

Benefícios: Fisicamente, a sequência da Respiração Solar abre os ombros, a cavidade torácica e os isquiotibiais. Fortalece os músculos ao longo da coluna, bem como a parte inferior do abdômen.

Energeticamente, esta sequência é energizante, estimulante e revigorante. Funciona em todos os chakras e equilibra as forças opostas, como subir e descer, inspirar e expirar, abrir a frente e as costas do corpo, o que também abre os portões dianteiro e traseiro de cada chakra.

Atrai *vajroli mudra* para *Urdva Hastasana*; *Ashvini mudra* para *Uttanasana* e *Ardha Uttanasana*. Remete às posturas individuais para *bandhas*. Estimula *vyana vayu*.

Aplicações terapêuticas: A sequência da Respiração Solar pode ajudar a reduzir a ansiedade e a inquietação.

Dicas úteis: Coloque um bloco embaixo de cada mão para as curvaturas para frente. Dobre os joelhos se tiver algum problema na parte inferior das costas. Se os ombros estiverem tensos, mantenha as mãos afastadas na distância dos ombros na postura de mãos para cima.

SAUDAÇÃO AO SOL A: *SURYA NAMASKAR A*

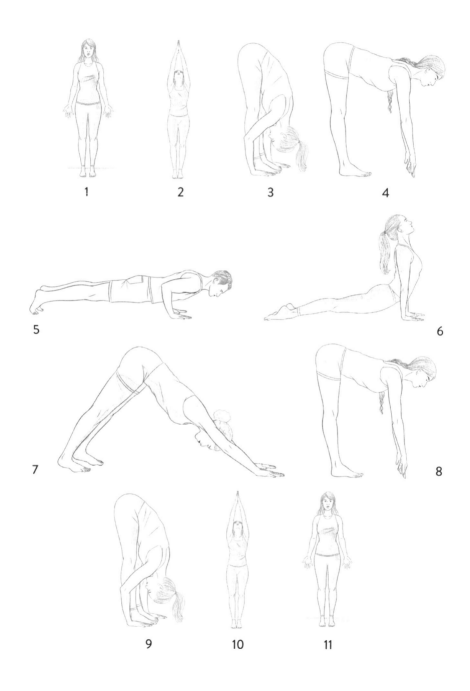

Visão geral: Há tradicionalmente onze posturas ligadas entre si que compõem a sequência da Saudação ao Sol A. A série é um aquecimento de corpo inteiro que trabalha as dualidades de direita e esquerda, cima e baixo, inspiração e expiração, força e flexibilidade, expansão e contração. Através da prática da Saudação ao Sol, invocamos as qualidades do sol que estão dentro de todos nós: calor, brilho, energia, luz e magnetismo.

Como fazer: A partir da postura da montanha, siga cada passo e faça uma respiração por movimento:

Inspire: postura das Mãos para Cima

Expire: postura de alongamento intenso

Inspire: postura de meia curva para a frente

Expire: postura de flexão deitada

Inspire: postura do Cachorro Olhando para Cima

Expire: postura do Cachorro Olhando para Baixo

Inspire: olhe para suas mãos

Expire: leve seus pés até as mãos

Inspire: postura de meia curva para a frente

Expire: postura de alongamento intenso

Inspire: postura das Mãos para Cima

Expire: postura da Montanha

Benefícios: Fisicamente, a Saudação ao Sol A ajuda na saúde cardiovascular, aumentando o fluxo sanguíneo por todo o corpo. Como a Respiração Solar, esta sequência de posturas é energizante, desperta e aumenta o calor. Fortalece os músculos das pernas, do abdômen, da parte superior do corpo e das costas. Também abre os isquiotibiais, o quadríceps, a parte superior das costas e o peito.

Energeticamente, a Saudação ao Sol A nos permite incorporar as qualidades do sol: calor, energia, brilhos e *tejas*, o magnetismo criado pela essência do fogo. Atua em todos os chakras, especialmente no terceiro e quarto. Há um efeito harmonizador que vem do alongamento e fortalecimento dos músculos e da abertura da frente e de trás do corpo, trazendo-nos para *satva guna*. Quando feita ritmicamente na respiração, a Saudação ao Sol A pode induzir os benefícios de uma meditação em movimento, que incluem desacelerar a mente, desacelerar as ondas cerebrais e acalmar a inquietação ou agitação.

Atrai *vajroli mudra* para *urdva hastasana* e *Urdva Mukha Svanasana*; *Ashvini mudra* para *Uttanasana*, *Ardha Uttanasana* e *Adho Mukha Svanasana*. Remete às posturas individuais para *bandhas*. Atrai *mula bandha* ao pular para frente ou para trás. Funciona em *samana* e *vyana vayu*.

Aplicações terapêuticas: A Saudação ao Sol A pode ajudar a baixar os níveis de açúcar no sangue, equilibrar os hormônios e ajudar no combate à obesidade.

Dicas úteis: Uma vez que esta série envolve muitas posturas interligadas, pode ser útil fazer pausas entre cada postura se você for novo na prática. Se os quadris abaixarem na postura da prancha ou de flexão deitada, abaixe os joelhos até o chão para apoiar a parte inferior da barriga e manter a coluna alongada. Se você tiver alguma sensibilidade no pulso ou na região lombar, pratique a postura da Cobra (consulte a página 210) em vez da postura do Cachorro Olhando para Cima. Tente praticar até cinco séries seguidas para aumentar a resistência.

POSTURAS COM TORÇÕES EM PÉ

As posturas com torção têm a capacidade única de nos colocar contra nossas próprias limitações. Elas nos ensinam como encontrar liberdade em circunstâncias desafiadoras e recrutar a respiração como uma forma de vantagem. Como as torções atuam no terceiro chakra, elas auxiliam na digestão de nossa comida e no processamento de pensamentos e emoções. Além de desintoxicantes, as torções promovem uma coluna alongada e saudável.

POSTURA DA CADEIRA TORCIDA: *PARIVRITTA UTKATASANA*

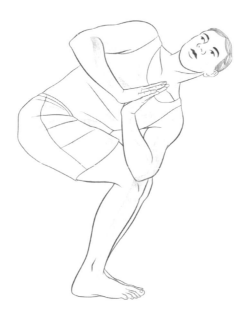

Visão geral: Esta postura, que promove energia e aquecimento, nos ensina como permanecer enraizados e fluidos simultaneamente.

Como fazer: A partir da postura da Cadeira, junte as palmas das mãos, tocando-as, no centro do peito. Inspire e leve o esterno para longe da pélvis. Expire e gire para a direita, enganchando o braço esquerdo na parte externa da coxa direita. Ao inspirar, alongue a coluna e, ao expirar, gire em torno do eixo da coluna. Mantenha as omoplatas afastadas das orelhas e expandindo as clavículas.

Benefícios: Fisicamente, a postura da Cadeira Torcida fortalece os tornozelos, o quadríceps, as nádegas e o abdômen. Tonifica os órgãos digestivos e os rins, facilitando o processo de desintoxicação. A rotação da coluna comprime os discos intervertebrais, que se expandem como uma esponja ao sair da torção. Como resultado, a postura da Cadeira Torcida ajuda a alongar a coluna.

Energeticamente, a postura da Cadeira Torcida ativa o primeiro e o terceiro chakras, estimulando o calor, a transformação e o fortalecimento, ao mesmo tempo em que oferece os benefícios da estabilidade e da estrutura. Esta postura aumenta o *agni*, o fogo digestivo responsável por converter a matéria em resíduos. Também aumenta o *tapas*, a qualidade do calor que cria disciplina, paciência e transformação final.

Atrai *mula bandha* e *uddiyana bandha*. Aumenta *samana vayu*.

Aplicações terapêuticas: Ótima para aliviar escoliose, mente inquieta e metabolismo lento.

Dicas úteis: Se você se sentir restrito na torção, coloque a mão esquerda na parte externa da coxa direita. Mova a mão direita para o sacro, permitindo que a torção aconteça no meio da coluna. Coloque um bloco entre as coxas para manter os joelhos alinhados. Não indicada para gestantes.

POSTURA DO ÂNGULO LATERAL ESTENDIDO:
PARIVRITTA PARSVAKONASANA

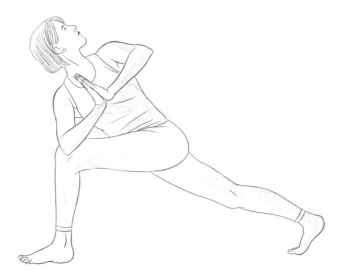

Visão geral: Esta postura ensina as qualidades de perseverança, paciência, firmeza e flexibilidade, tudo ao mesmo tempo. Pode ser uma ótima postura introdutória para aprender as ações das torções em um passo a passo.

Como fazer: A partir da postura da Lua Crescente, inspire e levante os braços acima da cabeça. Na expiração, alongue o tronco sobre a coxa de trás, mantendo os braços junto às orelhas. Junte as palmas das mãos para tocar no centro do peito. Gire o braço esquerdo para fora da coxa direita. Ao inspirar, eleve o esterno e, ao expirar, gire em torno do eixo da coluna, mantendo a coxa traseira reta e forte.

Benefícios: Fisicamente, a postura de ângulo lateral estendido fortalece os tornozelos, o quadríceps, as nádegas e o abdômen. Também alonga o quadríceps, os flexores do quadril e os glúteos. Além disso, ajuda a melhorar o equilíbrio. Veja a postura da Cadeira Torcida (página 178) para obter os benefícios digestivos e da coluna vertebral oferecidos por ela.

Os benefícios energéticos desta postura são muito semelhantes aos da postura da Cadeira Torcida: ativa o primeiro e o terceiro chakras, estimulando o calor, a transformação e o fortalecimento, ao mesmo tempo em que oferece os benefícios da estabilidade e da estrutura.

Atrai *mula bandha* e *uddiyana bandha*. Aumenta *samana vayu*.

Aplicações terapêuticas: Ótima para aliviar o desconforto da escoliose ao torcer para longe do lado contraído do corpo. Promove a concentração para uma mente distraída e estimula um metabolismo lento.

Dicas úteis: Se o equilíbrio for um problema ou se você não estiver pronto para praticar esta postura completamente, mantenha o joelho de trás no chão ao entrar na torção. Para uma representação mais profunda dessa postura, estenda a mão de baixo em direção ao chão ou coloque-a em um bloco. Estenda o braço superior em direção ao teto. Não indicada para gestantes.

POSTURA DO TRIÂNGULO TORCIDO:
PARIVRITTA TRIKONASANA

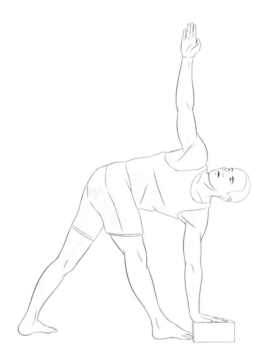

Visão geral: A postura do Triângulo Torcido é multifuncional porque atinge muitas áreas diferentes do corpo. Ensina-nos a permanecer comprometidos com o processo enquanto entregamos os resultados. Esse conceito é conhecido em sânscrito como *abhyasa* e *vairagya* (sutra 1.13–1.14).

Como fazer: A partir da postura da Montanha, dê três passos para trás com o pé esquerdo. Mantenha uma linha central entre o pé da frente e o de trás para que eles não fiquem na "corda bamba". Coloque a mão direita no quadril direito e estenda o braço esquerdo até a orelha esquerda, apontando as pontas dos dedos para o teto. Inspire e alongue a coluna. Ao expirar, flexione os quadris e estenda o braço esquerdo sobre a perna da frente, abaixando a mão esquerda para fora do pé direito. Gire a caixa torácica direita sobre a caixa torácica esquerda e alinhe o ombro direito sobre o ombro esquerdo, desviando o olhar para o braço superior estendido.

Benefícios: Fisicamente, a postura do Triângulo Torcido abre os isquiotibiais, os quadris e os ombros. Fortalece o abdômen e a parte superior das costas. Veja a postura da Cadeira Torcida (página 178) para obter os benefícios digestivos e da coluna vertebral.

Energeticamente, a postura do Triângulo Torcido ativa o primeiro e o terceiro chakras. Ao mesmo tempo, libera as crenças inconscientes que se alojam na parte de trás das pernas e desenvolve o calor necessário para derrubá-las. Além dos benefícios de aumento de calor gerados pelas outras torções em pé, esta postura cria uma sensação de equilíbrio e relaxamento ao mesmo tempo.

Atrai *mula bandha* e *uddiyana bandha*. Aumenta *samana vayu*.

Aplicações terapêuticas: Veja a postura de Ângulo Lateral Estendido (página 180).

Dicas úteis: Se os isquiotibiais estiverem tensos, coloque um bloco embaixo da mão de baixo. Se seus ombros estiverem tensos, coloque a mão de cima no sacro em vez de estendê-la em direção ao teto. Se você se sentir restrito na torção, coloque o bloco na parte interna do pé da frente, em vez de na parte externa.

POSTURAS DE EQUILÍBRIO

Ficar em uma perna não requer apenas foco e concentração, mas também paciência e humildade. Os antigos *rishis* ficavam de pé sobre uma perna como forma de construir *tapas*, o rigor que nos ajuda a romper as limitações da mente. É difícil para nós planejar nosso dia ou pensar em algo que aconteceu no passado quando estamos de pé sobre uma perna só. Além de aprender a estar no "agora", as posturas de equilíbrio nos oferecem o dom da humildade, aprendendo a lidar com nossa própria frustração quando as coisas nem sempre saem como planejado.

POSTURAS DE EQUILÍBRIO   185

POSTURA DA ÁRVORE:
VRIKSHASANA

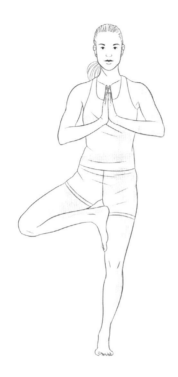

Visão geral: A postura da Árvore é simples, mas poderosa, e nos treina para sair de nossa mente e entrar no momento presente. Assim como seu homônimo, a postura da Árvore nos ensina a enraizar e crescer ao mesmo tempo, o que nos capacita a permanecer conectados a um ponto de foco, mesmo se estivermos cercados por distrações e caos.

Como fazer: A partir da postura da Montanha, olhe para um ponto um pouco à frente de você, de preferência em algo que não se mova. Transfira o peso para o pé esquerdo e levante o calcanhar direito do chão. Continue levando o quadril esquerdo externo em direção à linha média enquanto levanta o pé direito do chão e gire o fêmur direito para a direita. Coloque o pé direito na parte interna da coxa esquerda. Traga as palmas das mãos para tocar no centro do peito ou levante os braços acima da cabeça em forma de "V".

Benefícios: Fisicamente, a postura da Árvore fortalece os tornozelos, os joelhos e as coxas e tonifica o assoalho pélvico. Abre os quadris internos e externos e ajuda a alongar a coluna.

Energeticamente, a postura da árvore aumenta o foco e a concentração. Atua no primeiro e no sexto chakras, permitindo-nos ficar ancorados nas pernas e nos pés enquanto desenvolvemos o *drishti*, concentrando o olhar ou a direção de nossos olhos em um único ponto. Como nossos olhos refletem a atividade da mente, um olhar fixo nos permite estabilizar a mente. Além disso, a postura da árvore também pode ajudar a reduzir a ansiedade ou a inquietação.

Atrai *mula bandha*. Estimula *apana vayu*.

Aplicações terapêuticas: Ajuda com a questão de pés chatos, osteoporose e ansiedade. Pode ajudar a aliviar a dor no nervo ciático.

Dicas úteis: Se o seu equilíbrio for precário, comece colocando o pé direito no tornozelo ou na canela, evitando o joelho. Você também pode tentar esta postura ao lado de uma parede ou atrás de uma cadeira para ajudar a manter o equilíbrio.

POSTURAS DE EQUILÍBRIO   187

POSTURA DO DANÇARINO:
NATARAJASANA

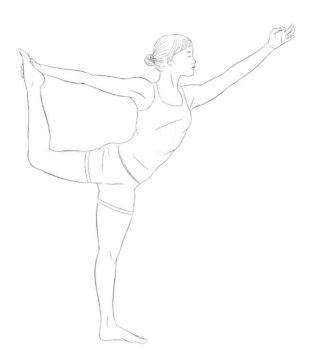

Visão geral: *Nataraj* é outro nome para Shiva, a divindade da destruição. Esta postura simboliza a dança cósmica de Shiva, que é o arquétipo da inteligência universal. Assim como existe uma dança da vida e da criatividade, existe uma dança da renúncia e do desapego. Quando honramos essa dança de destruição, podemos criar outra vez com consciência.

Como fazer: A partir da postura da montanha, mude seu peso para o pé esquerdo e dobre a perna direita para trás. Segure o pé ou tornozelo direito com a mão direita e estenda o braço esquerdo à sua frente. Mantenha os olhos focados em um ponto enquanto começa a pressionar o pé direito na mão direita e a mão direita no pé direito, afastando o pé da nádega direita.

Continue direcionando a parte interna da coxa direita em direção à parede atrás de você enquanto levanta a perna para longe do corpo. Permaneça nesta posição e respire o máximo que puder confortavelmente.

Benefícios: Fisicamente, esta postura alonga os flexores do quadril, o quadríceps, o peito e os ombros. Fortalece os tornozelos, os joelhos e as coxas e ajuda a tonificar os músculos abdominais inferiores. Esta postura ajuda a melhorar o equilíbrio e a postura.

Energeticamente, a postura do Dançarino desenvolve foco e concentração. Ela alonga os músculos intercostais, que servem para liberar a respiração. Esta postura também atua no primeiro e no quarto chakras, gerando estabilidade e promovendo um senso de conexão e sensibilidade emocional. Estimula *prana vayu*.

Aplicações terapêuticas: Auxilia na digestão e alivia a dor dos pés chatos.

Dicas úteis: Para ajudar no equilíbrio, use uma parede ou uma cadeira para apoiar o braço estendido. Se o seu quadríceps estiver tenso, fique na posição vertical e mantenha o pé da perna dobrada mais próximo das nádegas.

POSTURA DA MÃO ESTENDIDA AO DEDÃO DO PÉ:
UTTHITA HASTA PADANGUSTASANA

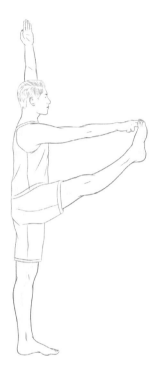

Visão geral: Embora a versão tradicional desta postura não seja recomendada para iniciantes, existem muitas versões diferentes da postura que você pode adaptar ao seu próprio nível. Como em qualquer situação da vida, se ficarmos muito à frente nesta postura, perderemos o equilíbrio. Ao manter um ritmo lento e constante, podemos permanecer presentes no espaço tranquilo e sereno interior e sermos guiados por ele.

Como fazer: A partir da postura da Montanha, desloque seu peso para o pé esquerdo e puxe o joelho direito em direção ao peito. Segure o dedão do pé direito com os dois primeiros dedos da mão direita ("trava do dedo do pé iogue") e alinhe o osso do braço direito na cavidade do ombro.

Mantenha o quadril direito nivelado com o quadril esquerdo. Coloque a mão esquerda no quadril esquerdo e mantenha os olhos fixos em um ponto enquanto começa a estender a perna direita para a frente, afastando-se do quadril direito. Fique na ponta do pé direito e abra os dedos. Permaneça na posição ou estenda o braço esquerdo acima da cabeça. Caso se sinta estável, é possível fazer a segunda variação abrindo a coxa direita para a direita e estendendo o braço esquerdo para a esquerda.

Benefícios: Fisicamente, esta postura fortalece os tornozelos, os joelhos, os quadríceps, os flexores do quadril, o abdômen e as costas. Ele abre os isquiotibiais e a virilha. Além disso, ajuda a melhorar o equilíbrio.

Energeticamente, a postura estendida da mão ao dedão do pé aumenta o foco e a concentração. Ensina as qualidades de *sthira* e *sukha*, ou "firmeza" e "tranquilidade", conforme referenciado no *Yoga Sutras de Patanjali* (sutra 2.46). Atua no primeiro, segundo e sexto chakras.

Atrai *mula bandha* para reverter *apana* e aumentar *udana vayu*.

Aplicações terapêuticas: Ajuda com pés chatos, reduz a ansiedade e alivia a dor lombar.

Dicas úteis: Se os isquiotibiais estiverem tensos, use uma cinta ou uma toalha para envolver a sola do pé da perna estendida. Você também pode descansar o pé em uma cadeira, na altura do quadril ou um pouco mais baixo, para ajudar no equilíbrio ou nos isquiotibiais tensos. Para uma experiência diferenciada com a perna estendida e para criar mais espaço no assoalho pélvico, coloque o pé da perna estendida na parede na altura do quadril e pressione todos os quatro cantos do pé na parede.

POSTURA DO GUERREIRO 3:
VIRABHADRASANA 3

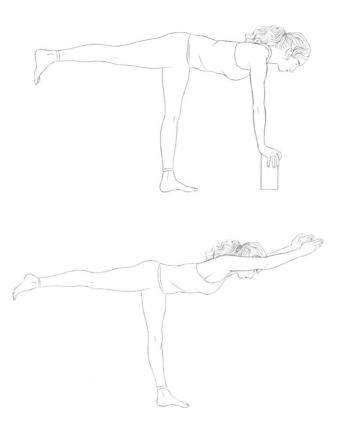

Visão geral: Esta postura do Guerreiro é a mais complexa das três. Um elevado grau de comprometimento e perseverança é necessário para sustentar esta postura, deixando-nos com a nossa força interior, vontade e resiliência.

Como fazer: A partir da postura do Guerreiro 1, alongue o tronco para a frente sobre a perna direita e fique na ponta do pé. Transfira seu peso completamente para o pé direito enquanto levanta o pé esquerdo do chão, eventualmente alinhando o pé com a pélvis.

Pressione a sola do pé esquerdo em direção à parede atrás de você. Incline o centro do peito em direção à parede à sua frente. Mantenha os quadris nivelados. Estenda os braços à sua frente ou para o lado na posição "T".

Benefícios: Fisicamente, esta postura fortalece os tornozelos, os joelhos, os quadríceps, o abdômen e as costas. Além disso, fortalece a parte superior do corpo.

Energeticamente, a postura do Guerreiro 3 melhora o foco, a concentração, a vontade e a determinação. Aumenta *tapas* e trabalha no primeiro, terceiro e sexto chakras.

Atrai *mula*, *uddiyana* e afasta *jalandhara bandha*. Estimula *samana vayu*.

Aplicações terapêuticas: Esta postura ajuda com pés chatos, reduz ansiedade e melhora a postura. Além disso, pode ser útil para reduzir a dor lombar.

Dicas úteis: Se os isquiotibiais estiverem tensos ou o equilíbrio for um problema, coloque um bloco sob cada mão, diretamente abaixo de cada ombro. Para ajudar a alinhar e ativar a perna de trás, coloque o pé na parede ou apoie-o em uma cadeira na altura do quadril.

POSTURAS DE EQUILÍBRIO 193

POSTURA DA ÁGUIA:
GARUDASANA

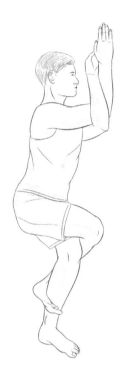

Visão geral: Embora o significado sânscrito desta postura seja traduzido como "águia" em português, o *garuda* é uma criatura mítica semelhante a um pássaro, montaria ou veículo (*vahana*) do Deus Vishnu, o arquétipo da sustentabilidade. Essa postura nos ensina sobre nossa capacidade de sustentar e manter os pés no chão em tempos de desafio ou adversidade.

Como fazer: A partir da postura da Cadeira, leve as mãos aos quadris e desloque o peso sobre o pé esquerdo, estendendo a perna direita para o lado. Mantenha os olhos fixos em um ponto enquanto cruza a perna direita sobre a perna esquerda, descansando o pé direito contra a perna esquerda ou enganchando-o no tornozelo esquerdo. Estique os braços na posição "T" e, em seguida, flexione o cotovelo direito para que o rosto fique alinhado com a palma da mão direita. Agora, envolva o braço esquerdo sob o cotovelo direito. Em seguida, toque as costas ou as palmas das mãos. Permaneça na posição aqui ou comece a direcionar seu corpo para a frente de seus quadris. Leve os cotovelos até a frente dos joelhos e permita que as omoplatas se afastem uma da outra. Para sair dessa postura, continue apertando a parte interna das coxas uma em direção a outra, envolva a parte inferior do abdômen e permaneça com o olhar fixo para ajudá-lo a voltar à posição vertical.

Benefícios: Fisicamente, a postura da Águia fortalece os tornozelos, as panturrilhas, os joelhos, os quadríceps, a parte interna das coxas e o abdômen. Além disso, ela alonga os glúteos, os ombros e os músculos entre as omoplatas, conhecidos como romboides.

Energeticamente, esta postura melhora o foco, a concentração, a vontade e a perseverança. Aumenta o *agni* e atua no primeiro, terceiro, quarto e sexto chakras, e abre o portão traseiro de todos os chakras quando praticamos a variação da flexão para a frente.

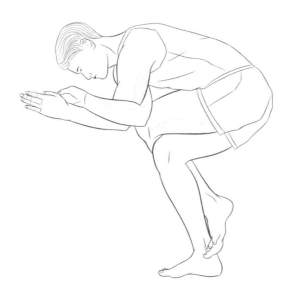

Atrai *mula*, *uddiyana* e *jalandhara bandha*. Estimula *samana vayu*.

Aplicações terapêuticas: Ajuda com dor devido a pés chatos e dor no nervo ciático, reduz a dor lombar, alivia a asma e a congestão pulmonar e ajuda na digestão.

Dicas úteis: Dependendo da anatomia do seu corpo, você pode ou não ser capaz de enganchar o pé de apoio. Como alternativa, descanse o pé direito em um bloco embaixo dos dedos. Se seus ombros estiverem tensos, segure uma toalha entre as mãos. Você também pode tentar esta postura encostando os glúteos contra a parede para ajudar com qualquer problema de equilíbrio.

POSTURA SOB QUATRO MEMBROS

Como bípedes, não estamos acostumados a passar muito tempo sobre nossas mãos e joelhos ou sobre nossas mãos e pés, mas há benefícios significativos em reorientar nossa relação com o chão. Este grupo de posturas desperta a diversão de nossa criança interior e a camuflagem de nossos ancestrais quadrúpedes, ao mesmo tempo em que proporciona alívio na região lombar.

POSTURA DA VACA: *BITILASANA*

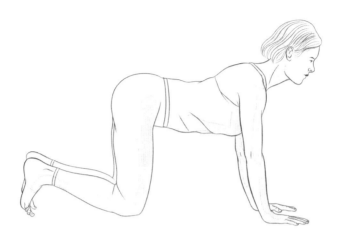

Visão geral: Este alongamento ameno e terapêutico é benéfico para a maioria das pessoas, especialmente para grávidas ou para as que sofrem de dores lombares. Ele explora uma sensação de diversão e tranquilidade. Normalmente, esta postura é feita em conjunto com a postura do Gato (veja na página 199).

Como fazer: Ao ficar com as mãos e os joelhos no chão, alinhe os pulsos sob os ombros e os joelhos sob os quadris. Abra os dedos confortavelmente e pressione as palmas das mãos. Ao inspirar, leve o centro do peito para a frente, levantando o olhar e os ísquios para cima. Mantenha as omoplatas longe das orelhas e a nuca alongada.

Benefícios: Fisicamente, a postura da vaca fortalece os músculos ao longo da coluna e os músculos abdominais inferiores. Ele alonga os pulsos e fortalece as mãos, os antebraços e a parte superior do corpo. Acrescenta mobilidade à coluna e alonga suavemente o tronco e a frente do pescoço.

Energeticamente, esta postura ativa a inspiração, que é estimulante e energizante. Impulsiona o quarto chakra e abre toda a frente do corpo, trazendo uma sensação de extroversão e conexão com os outros.

Atrai levemente *mula bandha* para reverter o fluxo de *apana*; aumenta *prana vayu*. Atrai também *vajroli mudra* para alongar a parte de trás do corpo.

Aplicações terapêuticas: É excelente para ajudar mulheres grávidas a expandirem inteiramente a barriga e aliviar o desconforto na região lombar; ajuda na escoliose leve, corrige a má postura (cifose) e estimula o fígado e os rins.

Dicas úteis: Esta postura geralmente é feita em conjunto com a postura do Gato (Veja a página 199), que cria uma meditação em movimento suave e fluida. A postura da Vaca é uma excelente introdução ao *vinyasa*, ou movimento consciente da respiração. Se seus joelhos forem sensíveis, coloque um cobertor dobrado sob eles. Se você tiver alguma sensibilidade no pulso, coloque o pano sob os antebraços ou um objeto em formato de rampa embaixo das mãos. Se optar pela última dica, coloque a parte mais alta da cunha sob a palma da mão e a parte mais baixa sob os dedos.

POSTURA DO GATO: *MARJARYASANA*

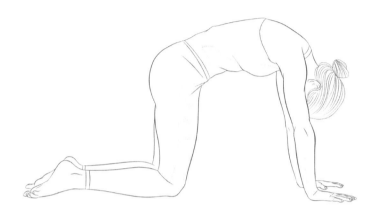

Visão geral: Igual ao seu contraponto, a postura da Vaca, a postura do Gato é simples e apropriada para quase qualquer praticante. Como o próprio nome indica, ela desperta nossa natureza furtiva de gato, alongando graciosamente toda a parte de trás do corpo e trazendo nosso foco para dentro.

Como fazer: Com as mãos e os joelhos no chão, alinhe os pulsos sob os ombros e os joelhos sob os quadris. Abra os dedos confortavelmente e pressione as palmas das mãos. Inspire e, ao expirar, puxe o umbigo em direção à coluna, arredondando a parte superior das costas e contraindo o cóccix. Deixe a cabeça pender em direção ao chão e alongue o espaço entre as omoplatas.

Benefícios: Fisicamente, a postura do Gato alonga os músculos ao longo da coluna, os romboides e a nuca. Além disso, alonga os pulsos e fortalece as mãos, os antebraços e a parte superior do corpo. Melhora a digestão ao massagear os órgãos digestivos.

Energeticamente, esta postura ativa a expiração, que é tranquilizadora e reconfortante. Abre as portas traseiras de todos os chakras, especialmente do segundo, terceiro, quarto e quinto, induzindo um estado de introspecção e conexão interior.

Atrai *mula, uddiyana* e *jalandhara bandha*, ou *treta bandha*. Aumenta *samana vayu*.

Aplicações terapêuticas: Excelente para ajudar as mulheres grávidas a criarem espaço na barriga e aliviarem o desconforto na região lombar; ajuda na escoliose leve, corrige a má postura (lordose ou curvatura interna excessiva da coluna), ajuda na constipação.

Dica útil: Esta postura geralmente é feita em conjunto com a postura da Vaca (veja na página 197). Inspire: Vaca. Expire: Gato.

POSTURA DO TIGRE: *VYAGHRASANA*

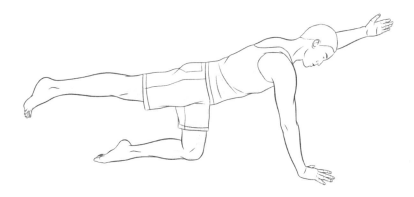

Visão geral: como um tigre acordando de um cochilo, esta postura alonga os membros opostos do corpo. Ajuda a construir simetria no corpo e destreza na mente, mantendo-nos equilibrados, firmes e alertas.

Como fazer: Com as mãos e os joelhos no chão, estique a perna direita para trás na altura do quadril, mantendo os cinco dedos apontando para baixo em direção ao chão. Estenda o braço esquerdo para a frente ao lado da orelha com as pontas dos dedos apontando para a parede à sua frente. Puxe o umbigo em direção à coluna e olhe para um ponto um pouco à sua frente. Inspire e expire completamente.

Benefícios: Fisicamente, esta postura fortalece os isquiotibiais, os glúteos, os músculos abdominais e os músculos ao longo da coluna. Ajuda a criar simetria no corpo e trabalha os dois hemisférios do cérebro simultaneamente.

Energeticamente, a postura do Tigre desenvolve foco, concentração e paciência. Atua no terceiro e sexto chakras.

Atrai levemente *mula bandha, uddiyana bandha* e *jalandhara bandha*. Estimula *samana vayu*.

Aplicações terapêuticas: É excelente para mulheres grávidas, alivia a dor da escoliose, reduz a dor lombar, alivia a ansiedade e estimula a digestão.

Dicas úteis: Se seus joelhos forem sensíveis, coloque um cobertor embaixo deles. Se seus ombros estiverem tensos, afaste o braço estendido da orelha ou flexione o cotovelo em posição de cacto.

POSTURA DO CACHORRO OLHANDO PARA BAIXO:
ADHO MUKHA SVANASANA

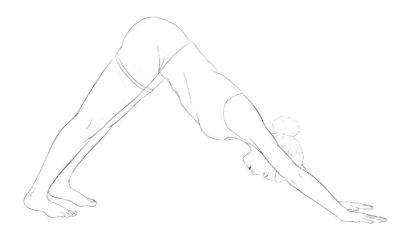

Visão geral: Esta postura imita nossos amigos peludos, levantando o rabo em direção ao céu e inclinando a cabeça em direção ao chão, permitindo um alongamento total profundo para o corpo. Assim como na postura da Vaca e do Gato, nossas mãos se tornam nossos pés no Cachorro olhando para baixo. Esta postura muda nossa perspectiva sobre o mundo ao nosso redor e altera poderosamente a consciência dentro de nós.

Como fazer: A partir da postura do Gato, caminhe com as mãos até um pouco a frente dos ombros. Flexione os dedos dos pés no tapete. Pressione firmemente as mãos no chão, levante os quadris e afaste-se do chão. Comece a endireitar as pernas, sem perder o alongamento da coluna. Alinhe os calcanhares com a sola dos pés e solte-os em direção ao chão. Endireite os cotovelos, relaxe a cabeça e o pescoço e inspire e expire completamente.

Benefícios: Fisicamente, esta postura alonga os isquiotibiais, as panturrilhas, os pés, a cintura escapular e os pulsos. Ajuda a aliviar a tensão no pescoço e fortalece o quadríceps e a parte superior do corpo. Por ser uma inversão leve, traz fluxo sanguíneo para o cérebro.

Energeticamente, o cachorro olhando para baixo abre os portões traseiros de todos os chakras, mas foca especificamente o primeiro, o quinto e o sexto centro de energia. Isso nos ajuda a manter ancorados, ao mesmo tempo em que nos permite ver as coisas de uma nova perspectiva. Esta postura ajuda a liberar a energia inconsciente alojada na parte de trás das pernas. Pode ajudar a acalmar a mente, aliviar o estresse e reduzir a ansiedade.

Atrai *uddiyana* e *jalandhara bandha* para facilitar o movimento da energia até a coroa. Atrai também *ashvini mudra* para alongar a coluna. Aumenta *udana vayu*.

Aplicações terapêuticas: Esta postura ajuda na síndrome do túnel do carpo e alivia dores de cabeça, insônia, dores nas costas e fadiga. Pode ajudar a reduzir a pressão alta e a asma, alivia pés chatos e é útil para dores no nervo ciático e sinusite. O Cachorro olhando para baixo também pode ser terapêutico para discos comprimidos ou protuberantes, já que gera tração na coluna e no pescoço.

Dicas úteis: Se os isquiotibiais estiverem tensos, deixe os pés mais afastados do que a distância do quadril e/ou flexione ambos os joelhos para que a coluna possa alongar. Se seus ombros estiverem tensos, afaste as mãos um pouco mais do que a distância dos ombros e direcione as pontas dos dedos para as bordas do tapete. Se você tiver lesões no pulso ou no ombro, ou estiver cansado na postura do Cachorro olhando para baixo, tente a postura da Criança, *balasana*, como alternativa: abaixe os joelhos até o chão e mova os glúteos para trás em direção aos calcanhares. Descanse a barriga nas coxas, os cotovelos no chão e a testa no colchonete. Permaneça na posição, permitindo que o peso do seu corpo seja liberado.

POSTURA DA PRANCHA: *PHALAKASANA*

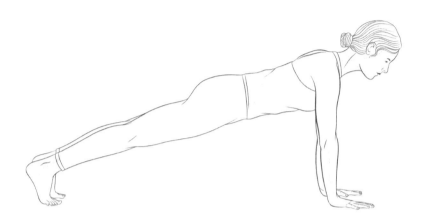

Visão Geral: Esta postura nos ensina como construir resiliência por meio de um abdômen forte enquanto aproveita o fluxo livre da respiração. Através dela, somos lembrados de como somos capazes de superar os desafios e que a clareza muitas vezes vem quando estamos cientes deles.

Como fazer: A partir da postura do Cachorro olhando para baixo, coloque seu peso para a frente, de modo que os ombros fiquem alinhados com os pulsos e os quadris alinhados com os ombros. Levante a parte superior das coxas e mantenha o olhar fixo na borda frontal do colchonete. Estique os calcanhares em direção à parede atrás de você enquanto leva o centro do peito em direção à parede à sua frente. Puxe o umbigo em direção à coluna e amplie as clavículas. Inspire e expire completamente.

Benefícios: Fisicamente, esta postura fortalece o quadríceps, o assoalho pélvico, os músculos abdominais inferiores, os oblíquos, os antebraços e a parte superior do corpo. Além disso, alonga os pulsos.

Energeticamente, a postura da Prancha cria *tapas*. Ela atua no terceiro chakra, gerando um senso de vontade, coragem e autodescoberta. Também ajuda a tonificar o assoalho pélvico para fortalecer o *mula bandha*.

Atrai *mula* e *uddiyana bandha*. Aumenta *samana vayu*.

Aplicações terapêuticas: a postura da Prancha pode ajudar a reduzir a dor na região lombar, fortalecendo o abdômen. Ele ajuda a aumentar o metabolismo e pode auxiliar na redução do peso.

Dicas úteis: Se você não conseguir manter esta postura sem afundar a região lombar ou forçar a respiração, abaixe os joelhos até o chão. Se você tiver uma lesão no pulso, abaixe os antebraços até o chão. Coloque um bloco entre as coxas para ativar os músculos das pernas.

POSTURA DE QUATRO MEMBROS:
CHATURANGA DANDASANA

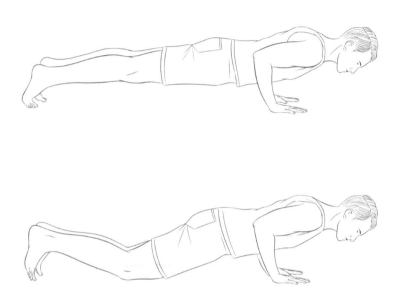

Visão geral: Essa postura é frequentemente praticada em transição, encaixado entre a postura de Prancha e a postura do Cachorro olhando para cima, comumente conhecida como *vinyasa*. Raramente realizada sozinha, a postura de Quatro Membros tende a ser praticada rapidamente, sem prestar atenção ao alinhamento, o que leva a lesões. Quando feita corretamente, esta postura não apenas fortalece o abdômen e a parte superior do corpo, mas também nos ensina sobre cooperação. Ao contrair vários grupos musculares para trabalharem juntos em harmonia, aprendemos a ser eficientes com nossa energia e intencional com nosso corpo.

Como fazer: A partir da postura da Prancha, desloque seu peso um pouco para a frente, utilizando as pontas dos pés, sem deixar cair os quadris. Mantenha o olhar para a frente, em direção à borda frontal do colchonete, e flexione os cotovelos para trás, mantendo a parte superior dos ombros afastada do chão. Abaixe todo o seu corpo em direção ao tapete até que seus ombros se alinharem com seus cotovelos. Continue levantando a parte interna das coxas e puxe o umbigo em direção à coluna. Mova as omoplatas uma em direção a outra e longe das orelhas. Permaneça nesta posição e respire.

Benefícios: Fisicamente, a postura de Quatro Membros fortalece as pernas, o núcleo, os braços e a parte superior do corpo.

Energeticamente, esta postura desenvolve persistência, disciplina e força interna. Estimula o terceiro chakra, alimentando o fogo interior da vontade e da transformação.

Atrai *mula* e afasta *uddiyana bandha*. Estimula *samana vayu*.

Aplicações terapêuticas: Ótima para fortalecimento e estabilização da cintura escapular; ajuda a reduzir a apatia e a depressão leve.

Dicas úteis: Se seus quadris e abdômen afundarem abaixo dos ombros, abaixe os joelhos até o chão para apoiar a parte inferior da barriga. Coloque um bloco embaixo do abdômen inferior para apoiar e alinhar a cintura escapular ou entre as coxas para ativar as pernas.

BACKBENDS

Nosso corpo está condicionado a se inclinar para frente em direção ao que vemos. Muitos de nós passam boa parte de nossos dias agachados sobre nossas mesas, olhando para nossos telefones ou alcançando o volante de nossos carros. As backbends é uma maneira poderosa de combater a má postura e nos mover para o espaço que não podemos ver. As backbends abrem o caminho de *rajas*, que é energizante, revigorante e motivador. Elas nos expõem ao mundo exterior, o que pode nos fazer sentir vulneráveis e livres ao mesmo tempo. As backbends também podem nos ajudar a nos conectar com as emoções que surgem no coração: transparência, compaixão, sensibilidade e amor incondicional.

POSTURA DA COBRA:
BHUJANGASANA

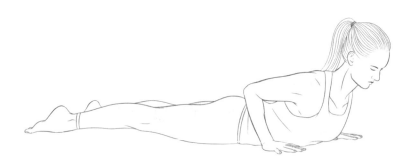

Visão geral: Embora existam muitas versões da postura da Cobra, esta é a mais segura e terapêutica para a região lombar. Aumenta a força e flexibilidade para que, como uma cobra, desenvolvamos mobilidade, discrição e elegância.

Como fazer: De bruços, olhando para o chão, coloque as mãos em ambos os lados do peito e abra bem os dedos. Estique os dedos dos pés em direção à parede atrás de você e pressione as dez unhas no chão. Ao inspirar, levante o peito, o pescoço e a cabeça do chão. Levante a parte interna das coxas em direção ao teto e relaxe as nádegas. Mantenha as omoplatas afastadas das orelhas e alongue a nuca. Inspire e expire suavemente.

Benefícios: Fisicamente, a postura de Cobra fortalece os isquiotibiais, as nádegas e os músculos ao longo da coluna. Além disso, alonga o abdômen, os pulmões, o peito e os ombros. A *bhujangasana* também estimula os órgãos digestivos.

Energeticamente, esta postura é revigorante e estimulante. Ativa o quarto chakra, desenvolvendo nossa capacidade de sentir compaixão, conexão e amor incondicional. Esta postura também liberta a respiração e ajuda a ativar a inspiração.

Atrai levemente *mula bandha* e *jalandhara bandha* para manter o alinhamento no pescoço. Atrai também *vajroli mudra* para alongar a coluna. Aumenta *prana vayu*.

Aplicações terapêuticas: Pode ajudar com depressão leve, asma, má postura e escoliose.

Dicas úteis: Coloque um bloco entre os tornozelos ou a parte interna das coxas para auxiliar no alinhamento das pernas. Evite esta postura se tiver alguma sensibilidade no pulso.

POSTURA DO CACHORRO OLHANDO PARA CIMA:
URDHVA MUKHA SVANASANA

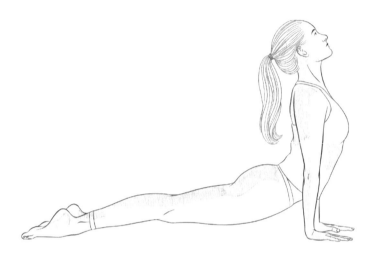

Visão Geral: Embora esta postura seja frequentemente praticada como parte do Saudação ao Sol, há muitos benefícios em praticá-la de forma independente. Ao abrir o centro do peito e erguer o olhar para o céu, esta postura oferece liberdade, pois o coração nos desperta para a inteligência infinita.

Como fazer: A partir da postura de Cobra, deslize as mãos para baixo alguns centímetros em direção à cintura. Pressione-as firmemente no chão e endireite os cotovelos, levantando os joelhos, as coxas, os quadris e a barriga da superfície. Mova as omoplatas para trás e para baixo, afastando-as das orelhas. Levante a parte interna das coxas e puxe a parte inferior do abdômen em direção à coluna. Olhe para o teto, mantendo a nuca alongada.

Benefícios: Fisicamente, a postura do Cachorro Olhando para Cima alonga o quadríceps, os flexores do quadril, o abdômen, o peito, os ombros e a garganta. Além disso, fortalece a parte superior do corpo e estimula os órgãos digestivos.

Energeticamente, esta postura estimula a inspiração e a nossa capacidade de respirar profundamente. Ativa com muita energia o quarto chakra, promovendo uma qualidade de conexão externa, sensibilidade emocional, compaixão e amor.

Atrai *mula bandha* e *vajroli mudra*. Aumenta *prana vayu*.

Aplicações terapêuticas: Pode aliviar depressão leve, cifose (arredondamento das costas para a frente) e digestão lenta.

Dicas úteis: Permaneça na postura de Cobra se você tiver problemas no pulso ou na parte inferior das costas. Coloque um bloco entre as coxas para ajudar a criar mais espaço na região lombar.

POSTURA DO GAFANHOTO
SALABHASANA

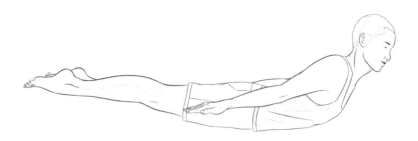

Visão geral: Muitas vezes referida como "postura do super-herói" por crianças, a postura do Gafanhoto explora o superpoder de nossa resistência à gravidade. Embora ofereça libertação para peito e ombros, esta postura é um simples lembrete do poder da força descendente e da resistência necessária para que as costas se movam contra ele.

Como fazer: De bruços, olhando para o chão, estenda os braços para baixo ao longo do corpo com as palmas das mãos voltadas para baixo. Encoste a testa no chão e pressione o peito dos pés para baixo. Na inspiração, levante o peito, o pescoço e a cabeça do chão. Em seguida, alongue-se, começando pelos dedos dos pés, e levante as pernas a partir do interior das coxas. Agora levante as mãos do chão e leve o cóccix em direção aos calcanhares. Mova o centro do peito em direção à parede à sua frente. Alinhe as omoplatas nas costas e mantenha a nuca alongada. Permaneça nesta posição e inspire e expire.

Benefícios: Fisicamente, a postura do Gafanhoto fortalece os isquiotibiais, as nádegas e as costas. Abre os ombros, o peito e as coxas. Ajuda a corrigir a má postura e estimula a digestão.

Além disso, alongar as costas ajuda a liberar espaço para os órgãos funcionarem corretamente.

Energeticamente, esta postura abre o quarto chakra, que governa nossas emoções e nos permite sentir compaixão pelos outros. Também ajuda a construir nosso senso de autonomia, fortalecendo os músculos ao longo da coluna, o que nos ajuda a ficar em pé e eretos. Por fim, esta postura alonga a coluna, o que, energeticamente, nos permite sentir o canal central da coluna, ou *brahma nadi*.

Atrai *mula bandha* e *vajroli mudra*. Atrai levemente também *jalandhara bandha* para manter o alongamento da parte de trás do pescoço. Estimula *prana vayu*.

Aplicações terapêuticas: Alivia a fadiga, indigestão, dor lombar, escoliose.

Dicas úteis: Coloque um bloco entre as coxas para ajudar a criar mais espaço na parte inferior das costas. Para abrir os ombros, pratique esta postura enquanto junta os dedos atrás de você na parte inferior das costas.

POSTURA DO ARCO:
DHANURASANA

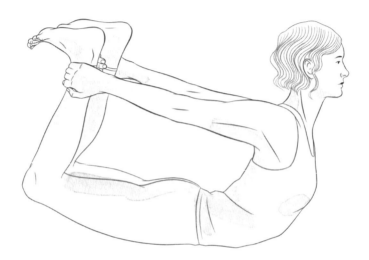

Visão geral: Como o arco que ajuda uma flecha a voar, esta postura ajuda a liberar o espírito individual no centro do peito, conhecido como *jiva atman*. Quando o *jiva* é liberado, podemos sentir uma sensação de conexão com todos os seres.

Como fazer: A partir da postura do Gafanhoto, flexione as duas pernas e segure os tornozelos ou os dedos dos pés. Puxe as canelas e comece a levantar a parte interna das coxas, o tronco e o peito do chão. Alongue o cóccix em direção aos calcanhares e mantenha a nuca alongada. Inspire e expire no peito.

Benefícios: Fisicamente, esta postura alonga o quadríceps, o quadril flexores, o abdômen, o tórax, os ombros e os bíceps. Além disso, fortalece os glúteos e isquiotibiais e estimula os órgãos digestivos.

Energeticamente, a postura do Arco expõe o quarto chakra. Por abrir tão significativamente a frente do corpo, aumenta a qualidade do *rajas*, que é a energia que nos desperta e nos projeta para o futuro.

Atrai *mula bandha* e *vajroli mudra*. Estimula *prana vayu*.

Aplicações terapêuticas: Estimula a digestão, ajuda a acelerar o metabolismo, combate a depressão, ajuda a aliviar a congestão respiratória superior e a asma.

Dicas úteis: Se o seu quadríceps ou os flexores do quadril estiverem tensos, tente realizar a postura com o tronco próximo ao chão. Se você tiver alguma sensibilidade nos ombros, mantenha os braços ao lado do corpo ou pratique segurando os pés com uma corda.

POSTURA DA PONTE:
SETU BANDHA SARVANGASANA

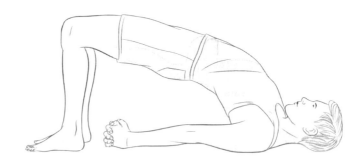

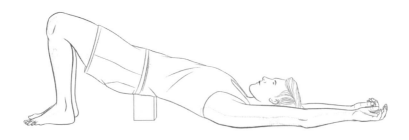

Visão geral: Como uma vitamina diária, esta postura ajuda a fortalecer nosso sistema imunológico e regular nossos níveis de energia quando feita regularmente. Ela alonga os músculos tensos e fortalece os músculos fracos, criando um efeito harmonioso em nosso corpo, nossa mente e nosso sistema nervoso.

Como fazer: A partir da postura do Cadáver (veja a página 261), coloque os braços ao lado do corpo e os pés em uma posição paralela. Ande com os calcanhares de modo que quase toquem as pontas das mãos. Inspire e levante os quadris do chão, pressionando o dedão do pé. Entrelace os dedos embaixo de você, mova as omoplatas uma na direção da outra e junte as palmas das mãos para se tocarem. Levante o queixo para longe do peito enquanto leva o peito em direção ao queixo.

Benefícios: Fisicamente, esta postura é muito semelhante à postura do Gafanhoto à medida em que fortalece os isquiotibiais, as nádegas e as costas, e também dá suporte ao quadríceps. Abre os ombros, o peito, as coxas e os flexores do quadril e ajuda a corrigir a má postura. Esta posição também estimula os órgãos abdominais, os pulmões e a glândula tireoide.

Energeticamente, esta postura abre o quarto chakra. É energizante, libera a respiração e pode ajudar a curar a depressão leve.

Atrai *mula* e *jalandhara bandha* e *vajroli mudra*. Estimula *prana vayu*.

Aplicações terapêuticas: Esta postura pode ser útil para aliviar a asma, pressão alta, osteoporose e sinusite, e é útil em condições pós-parto. Regula o timo e a glândula tireóide. Quando feita com um bloco sob o sacro, esta postura pode ajudar a aliviar os distúrbios menstruais.

Dicas úteis: Coloque um bloco entre as coxas para ajudar a criar espaço na parte inferior das costas. Se seus ombros estiverem tensos, mantenha os braços ao longo do corpo ou segure-se nas bordas externas do colchonete. Para uma opção mais revigorante, coloque um bloco ou uma almofada grossa embaixo do sacro.

POSTURA DO CAMELO:
USTRASANA

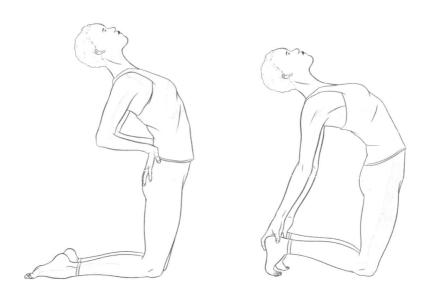

Visão geral: Como uma das mais intensas para abrir o peito, a postura do Camelo dá um impulso natural ao seu humor e nível de energia. Não apenas libera espaço no peito, mas também libera a respiração e o *jiva* — o espírito individual — criando um sentimento de expansão e liberação.

Como fazer: Ajoelhe-se, alinhe os quadris diretamente sobre os joelhos e os ombros sobre os quadris. Coloque as mãos na parte inferior das costas, as pontas dos dedos apontando para o peito ou para baixo em direção ao chão. Envolva a parte inferior do abdômen e levante o peito para longe do umbigo, como se tivesse um fio puxando o esterno em direção ao teto. Enrole os dedos dos pés no chão. Alcance os calcanhares com as pontas dos dedos das mãos, mantendo os quadris alinhados aos joelhos. Mantenha a nuca alongada e respire.

Benefícios: Fisicamente, a postura do Camelo alonga o quadríceps, os flexores do quadril, tórax, os ombros e a garganta. Além disso, fortalece a parte de trás das pernas e os músculos ao longo da coluna, enquanto estimula as suprarrenais, os rins e os órgãos digestivos. Esta postura também ajuda a corrigir a má postura.

Energeticamente, a *Ustrasana* aumenta o humor e a resistência. Estimula o quarto e o quinto chakras, aumentando nossa confiança e nossa capacidade de nos conectar com o mundo exterior, comunicando nossa verdade com amor e compaixão.

Atrai *mula* e afasta *jalandhara bandha* para manter a parte de trás do pescoço alongado. Atrai também *vajroli mudra*. Estimula *prana vayu*.

Aplicações terapêuticas: Ajuda com cifose, asma, depressão leve, dor no pescoço e dor lombar. Indicado para mulheres durante a gravidez.

Dicas úteis: Coloque um cobertor sob os joelhos se suas rótulas forem sensíveis. Coloque um bloco entre as coxas para ajudar a interagir com *mula bandha*. Coloque um grande reforço ou blocos nas panturrilhas para preencher a lacuna entre os pés e as mãos e manter a retroflexão na coluna torácica.

INVERSÕES

Duas das inversões mais comuns na ioga — sobre a cabeça e vela — eram tradicionalmente referidas como o rei e a rainha de todas as posições, porque encorajam a união de Shakti, a força feminina divina na base da coluna, com Shiva, consciência pura na coroa. Quando essas duas forças convergem, a ioga acontece. As inversões nos levam ao desconhecido, saindo de nossa zona de conforto e entrando em nossos medos, o que nos ajuda a ver o mundo e a nós mesmos por meio de uma nova perspectiva.

POSTURA DO GOLFINHO:
SALAMBA SIRSASANA

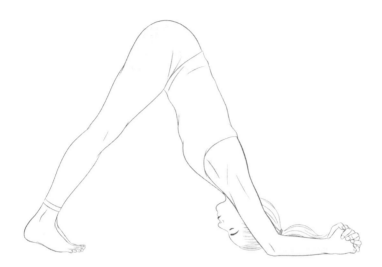

Visão geral: Como a postura do Cachorro olhando para baixo, esta postura é uma leve inversão. É um preparo útil para Invertida Sobre a Cabeça, com muitos dos mesmos benefícios, mas sem tantos fatores de risco. Se você se sentir travado em seu trajeto, tente esta postura para mudar a forma como você percebe o mundo.

Como fazer: Com as mãos e os joelhos no chão, abaixe cada antebraço para alinhar os cotovelos diretamente abaixo dos ombros. Entrelace os dedos e pressione os antebraços e os pulsos externos no chão enquanto enrola os dedos dos pés no colchonete. Levante os quadris, afastando-os do chão, e leve os pés, em direção ao rosto. Permaneça na postura e respire, deixando a cabeça e o pescoço relaxarem.

Benefícios: Fisicamente, esta postura abre as panturrilhas, os isquiotibiais e os ombros. Fortalece a parte superior do corpo e as costas e ajuda a levar sangue ao cérebro, aumentando o estado de alerta mental.

Energeticamente, a postura do Golfinho nos ajuda a ver as coisas de uma nova perspectiva. Estimula o quarto, quinto e sexto chakras, facilitando a liberação do coração, a comunicação clara e o foco mental.

Dica energética: ao sair da postura, faça uma pausa e sente-se sobre os calcanhares, sentindo a inversão das passagens ascendentes e descendentes. Como dois rios que convergem, essas passagens se encontram no centro do peito, liberando o *jiva atman*, o espírito individual que nos conecta com todas as coisas.

Atrai *mula bandha*, *uddiyana bandha* e *ashvini mudra*. Estimula *udana vayu*.

Aplicações terapêuticas: Alivia dores de cabeça leves, fadiga, sinusite e depressão leve.

Dicas úteis: Se você tiver sensibilidade nos ombros ou pressão alta ou baixa, pratique *Viparita Karani* (veja a página 259).

POSTURA INVERTIDA SOBRE A CABEÇA: *SIRSASANA*

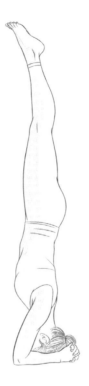

Visão geral: Tradicionalmente conhecida como o "rei de todas as posturas", a Invertida Sobre a Cabeça abre o chakra da coroa, que é o centro de energia que nos conecta à inteligência infinita. Embora muitos fatores de risco venham com a prática dessa invertida, ela pode mudar poderosamente nossa mente, nosso corpo e nossa consciência quando feita com segurança. Ao inverter nossa relação com a Terra, a *Sirsasana* também reverte o fluxo da gravidade em nosso corpo e muda a forma como nos relacionamos com o mundo e com nós mesmos.

Como fazer: A partir da postura do Golfinho, leve os joelhos até o chão. Mude a posição de sua cabeça, de modo que o topo de sua cabeça toque o chão. Entrelace os dedos atrás da cabeça e pressione os antebraços no chão, levantando os ombros, longe das orelhas. Ande com os pés o mais próximo possível do rosto. Flexione um joelho e depois o outro em direção ao peito. Levante o cóccix e lentamente comece a estender as pernas em direção ao teto, firmando as pontas dos pés e puxando os dedos para trás. Permaneça nessa posição e respire o máximo que puder sem esforço. Observe que você não deve praticar esta postura pela primeira vez sem a orientação de um professor ou especialista, especialmente se você tiver algum problema preexistente no pescoço, ombro ou pressão arterial.

Benefícios: Fisicamente, a Invertida Sobre a Cabeça fortalece as pernas, o assoalho pélvico, o abdômen e as costas, e abre o peito e os ombros. Esta postura estimula as glândulas pituitária e pineal no cérebro e melhora a digestão, ajudando a aperfeiçoar a circulação linfática e o fluxo sanguíneo venoso para o coração. Além disso, pode reduzir o inchaço nos pés e tornozelos.

Energeticamente, o *Sirsasana* nos move para dentro de nossos medos e ajuda a mudar nossa perspectiva. Estimula o sexto e o sétimo chakras, aproveitando as qualidades da percepção e da inovação, ao mesmo tempo em que promove nossa conexão com a inteligência ilimitada. Atrai *mula*, *uddiyana* e *jalandhara bandha*. Estimula *udana vayu*.

Aplicações terapêuticas: Alivia dores de cabeça, sinusite, asma, insônia, infertilidade, edema e depressão leve; útil para condições pós-parto.

Dicas úteis: Praticar na parede pode ajudar no equilíbrio. Se você tiver alguma lesão no pescoço, pratique a postura do Golfinho ou, alternativamente, coloque dois ou três blocos embaixo de cada ombro e dobre os cotovelos para que eles se alinhem embaixo de cada ombro. Coloque as mãos na frente dos blocos e abra bem os dedos. Direcione um pé de cada vez para que as pernas fiquem contra a parede ou em direção ao teto.

POSTURA DA VELA:
SARVANGASANA

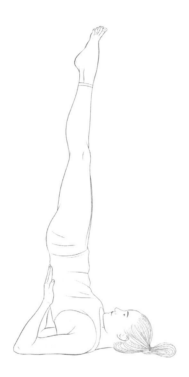

Visão geral: Tradicionalmente chamada de "rainha de todas as posturas", a postura da Vela é mencionada em muitos textos clássicos de ioga, incluindo o *Siva Samhita* e o *Hatha Yoga Pradipika*. Esta postura pode induzir um profundo estado de *pratyahara*, ou abstração dos sentidos externos, quando dominada.

Como fazer: Deitado de costas, estenda os braços ao lado do corpo com as palmas voltadas para baixo. Inspire e, ao expirar, use os músculos abdominais para levantar as pernas de modo que os pés toquem o chão. Flexione os dedos dos pés e levante os quadris para longe dos ombros. Puxe as omoplatas uma na direção da outra e flexione os cotovelos, colocando as palmas das mãos na parte superior das costas. Levante uma perna em direção ao teto, seguida da outra, firmando as pontas dos pés e puxando os dedos para trás. Permaneça na postura e respire.

Benefícios: Fisicamente, a postura da Vela fortalece as pernas e o abdômen. Além disso, alonga e sustenta as costas, os ombros e a nuca, ajuda a regular a glândula tireoide e auxilia na digestão. A postura da Vela também auxilia na melhor a circulação linfática e o fluxo sanguíneo venoso para o coração. Também pode ajudar a reduzir o inchaço nos pés e tornozelos.

Energeticamente, essa postura reduz a ansiedade e acalma o sistema nervoso, estimulando os nervos parassimpáticos na nuca. Ajuda a incitar *pratyahara*, ou abstração dos sentidos externos, levando-nos a um profundo estado de quietude e introspecção. A postura da Vela estimula o quinto e o sexto chakras, facilitando nossa capacidade de ficar em silêncio, comunicar-se com clareza e desenvolver percepção, intuição e visão superior.

Atrai *mula*, *uddiyana* e *jalandhara bandha*. Aumenta *udana vayu*.

Aplicações terapêuticas: A postura da Vela reduz a ansiedade, pressão alta e varizes. Ela alivia os desequilíbrios da tireoide, a insônia e o inchaço e pode aliviar os sintomas da menopausa.

Dicas úteis: Coloque um cobertor dobrado embaixo dos ombros para criar mais espaço na nuca. Se você tiver alguma sensibilidade no pescoço, evite esta postura e, em vez disso, pratique a postura Viparita Karani (veja a página 259).

POSTURA DO ARADO:
HALASANA

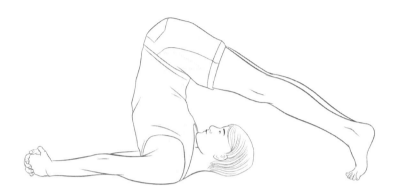

Visão geral: Como uma forma física, a postura do Arado é como a postura do Bastão (veja a página 248), mas girado 180°. Ele desperta as mesmas qualidades da postura da Pinça com o benefício adicional da inversão. Esta postura pode provocar respostas físicas, mentais e energéticas profundas que levam a um profundo estado de consciência quando feita com segurança.

Como fazer: A partir da postura da Vela, curve os quadris e deixe os pés encostarem no chão. Mantenha os dedos dos pés enrolados no chão. Levante o cóccix em direção ao teto e solte as mãos e os cotovelos no chão. Atraia as omoplatas uma na direção da outra e entrelace os dedos, tocando as palmas das mãos, de modo que os braços e antebraços fiquem firmemente pressionados contra o chão. Leve o peito em direção ao queixo e afaste o queixo do peito. Permaneça nesta posição e respire.

Benefícios: Fisicamente, a postura do Arado alonga os isquiotibiais, a parte inferior e superior das costas e a nuca. Além disso, expande o peito, os ombros e a parte superior dos braços. Esta postura fortalece o abdômen e os músculos ao longo da coluna. Também regula a glândula tireoide.

Energeticamente, esta postura é tranquilizadora e refrescante. Ativa o primeiro e o quinto chakras, libertando profundamente o inconsciente através dos isquiotibiais, ao mesmo tempo em que cultiva um espaço interno de silêncio para uma comunicação clara e desenfreada na garganta.

Atrai *mula*, *uddiyana* e *jalandhara bandha*. Aumenta *udana vayu*.

Aplicações terapêuticas: Esta postura alivia dores lombares, de cabeça, fadiga, insônia e sinusite. Ajuda a aliviar os sintomas da menopausa e a manter a regulação da tireoide.

Dicas úteis: Se sentir tensão na nuca, coloque um cobertor cuidadosamente dobrado sob a parte superior das costas para abrir mais a coluna cervical. Coloque uma corda ou um cinto ao redor da parte superior dos braços para evitar que os cotovelos se afastem um do outro. Coloque uma almofada ou uma cadeira embaixo dos dedos dos pés se os isquiotibiais estiverem tensos. Se você tiver alguma lesão na coluna cervical, pratique *Paschimottanasana* (veja a página 254).

TORÇÕES SENTADAS

As torções sentadas não apenas ajudam
na digestão e mantêm a coluna saudável,
mas também ajudam a eliminar o sangue
velho de nossos órgãos e trazer sangue
fresco. Essa ação de expulsar e irrigar
é purificadora e desintoxicante e nos
permite abandonar o que não nos serve
mais para que possamos encarar novas
possibilidades.

POSTURA DO SENHOR DOS PEIXES:
ARDHA MATSYENDRASANA

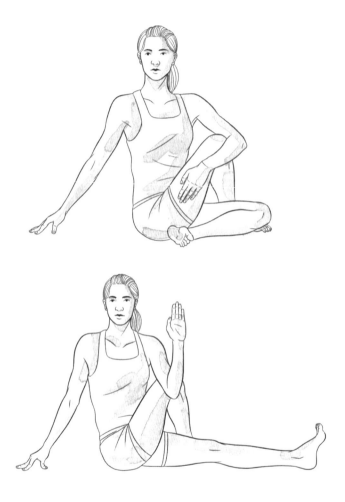

Visão geral: De acordo com o *Hatha Yoga Pradipika* (1.26–27), essa postura visa à exterminação de muitas doenças. Embora a ciência moderna possa contestar isso, esta postura mantém a coluna firme, alinhada e alongada. Os antigos iogues consideravam a integridade da coluna vertebral um parâmetro de boa saúde, pois oferece suporte ao fluxo da respiração e da energia da força vital.

Como fazer: A partir da postura do Bastão (veja a página 248), flexione a perna direita e cruze o pé direito sobre a perna esquerda, de modo que a sola do pé direito fique no chão, do lado de fora do ísquio esquerdo. Dobre a perna esquerda e coloque o pé esquerdo do lado de fora do ísquio direito. Acomode-se confortavelmente em ambos os ísquios. Abrace o joelho direito com o braço esquerdo. Ao inspirar, estenda o braço direito em direção ao teto. Ao expirar, abaixe o braço, apoiando as pontas dos dedos da mão esquerda no chão. Alongue a coluna ao inspirar e gire em torno do eixo da coluna ao expirar, mantendo o peito alongado e as escápulas movendo-se uma em direção à outra e descendo pelas costas. Permita que a coroa da cabeça siga em direção ao teto enquanto você se acomoda em ambos os ísquios.

Benefícios: Fisicamente, esta postura fortalece os oblíquos, os músculos abdominais e as costas. Ele alonga os rotadores externos dos quadris e da cintura escapular. A postura ajuda na digestão ao massagear os órgãos internos e, como uma esponja, comprime e dilata suavemente os discos intervertebrais, permitindo a uma coluna mais longa e saudável.

Energeticamente, esta postura estimula o terceiro chakra, que fortalece e promove a transformação. Estimula o *agni*, o fogo digestivo da conversão que nos ajuda a metabolizar a comida e a processar os nossos pensamentos e sentimentos. Esta postura também pode ajudar a liberar energia estagnada, eliminando o sangue dos órgãos e trazendo sangue fresco e energia renovada.

Atrai *mula*, *uddiyana* e *jalandhara bandha*. Estimula *samana vayu*.

Aplicações terapêuticas: Alivia a constipação, digestão lenta, asma, ciática, escoliose e dor nas costas.

Dica útil: Se seus quadris estiverem tensos e sua coluna curvada, sente-se em um cobertor ou mantenha a perna estendida para alongar mais a coluna.

POSTURA DO ABDÔMEN REVOLVIDO:
JATHARA PARIVARTANASANA

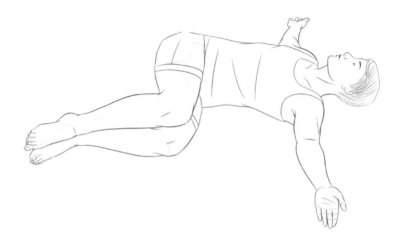

Visão geral: Esta postura tranquilizante e terapêutica é excelente para regular o sistema nervoso, aliviar a dor lombar e aprender a arte da rendição. Depois de entrar na postura, deixe-a trabalhar por você.

Como fazer: A partir da postura de Repouso Construtivo (veja a página 257), eleve seus pés até ficarem diretamente sob os joelhos. Abra os braços em forma de "T" e alinhe os pulsos com os ombros. Inspire e levante os quadris, mova-os para a direita alguns centímetros e abaixe-os novamente. Levante os pés do chão e deixe-os cair para a esquerda, formando um ângulo reto com os quadris, joelhos e tornozelos. Segure a parte superior da coxa direita com a mão esquerda para manter as pernas alinhadas e mantenha o olhar voltado para o teto ou para o braço direito.

Benefícios: Fisicamente, esta postura alonga os quadris externos, o trato iliotibial (TIT), os isquiotibiais, a parte inferior das costas, o peito e os ombros. Auxilia no processo digestivo, massageando os órgãos digestivos.

Energeticamente, a postura do abdômen revolvido atua no terceiro chakra para ajudar a alimentar o fogo digestivo. Uma postura relativamente passiva, ela nos conecta à nossa energia mais feminina e lunar.

Atrai levemente *jalandhara bandha*. Estimula *samana vayu*.

Aplicações terapêuticas: Alivia a escoliose, dor lombar, fadiga e constipação, além de aliviar a dor da osteoporose.

Dicas úteis: Coloque um cobertor entre os joelhos se seus quadris estiverem rígidos ou embaixo do braço estendido caso os ombros estejam tensos. Para um alongamento mais profundo nos isquiotibiais e nos quadris externos, mantenha as pernas retas.

POSTURAS SENTADAS PARA ABRIR O QUADRIL

Essa categoria de postura estimula o segundo chakra, que é regido pelo elemento água. Esta dá origem ao gosto, ao sentimento, à criatividade, à sensualidade e à sexualidade. Como os quadris são o depósito energético de nossas emoções não processadas, as posturas para abrir o quadril podem liberar sentimentos reprimidos que foram aprisionados por um longo período de tempo. Ao liberar essa região do corpo, nos permitimos vivenciar nossos sentimentos de forma mais plena, o que nos ajuda a nos descobrirmos de forma mais completa.

POSTURA DO POMBO:
SUPTA KAPOTASANA

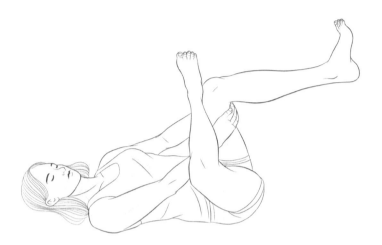

Visão geral: Este alongamento profundo libera nossos quadris e nossa região lombar, levando a uma maior facilidade e mobilidade geral. Ao encontrar nossa consciência em um único ponto de sensação, entramos no estágio de *dharana*, ou seja, de concentração relaxada.

Como fazer: A partir da postura do Repouso Construtivo (veja a página 257), cruze o tornozelo direito sobre a coxa esquerda. Contraia o pé direito para fortalecer os músculos ao redor da articulação do joelho. Entrelace os dedos atrás da coxa esquerda e levante o pé esquerdo do chão, puxando suavemente a coxa esquerda para mais perto de você enquanto move conscientemente a coxa direita para longe do corpo. Permaneça nessa posição e respire, descansando sua consciência na área onde você sente as sensações no corpo.

Benefícios: Fisicamente, *Supta Kapotasana* alonga os isquiotibiais, os quadris externos e o músculo piriforme.

Energeticamente, esta postura acalma o sistema nervoso e relaxa a mente. Estimula o segundo chakra, liberando emoções não processadas, o que estimula a criatividade, a sensualidade e a sexualidade.

Atrai levemente *jalandhara bandha* e estimula *apana* e *vyana vayu*.

Aplicações terapêuticas: Alivia dores lombares e ciática; adequado para praticantes grávidas em seu primeiro e segundo trimestre.

Dicas úteis: Se você não conseguir alcançar a parte de trás da perna com as mãos, use uma faixa ou abaixe o pé até o chão ou o apoie em uma cadeira.

POSTURA DA BORBOLETA: *BADDHA KONASANA*

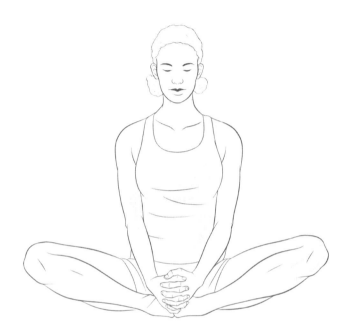

Visão geral: Esta postura, muitas vezes chamada de "postura do Sapateiro", é comumente vista em sapateiros e outros artesãos da Índia. Como a população ocidental está acostumada a sentar em cadeiras, se sentir confortável na postura da Borboleta pode ser um desafio. Além de proporcionar um alongamento profundo nos quadris, ela nos ensina como encontrar graça em situações embaraçosas e desconfortáveis.

Como fazer: A partir da postura do Bastão (veja a página 248), junte as solas dos pés e afaste bem os joelhos. Lembre-se de que você deve ficar sentado sobre os ísquios e não sobre o cóccix. Inspire e alongue a coluna. Ao expirar, comece a flexionar os quadris para a frente, mantendo a coluna alongada e os ombros afastados das orelhas. Continue respirando até a postura: inspire, alongue; expire, aprofunde.

Benefícios: Fisicamente, esta postura alonga os joelhos, a parte interna das coxas, a parte externa dos quadris e a região lombar.

Através do alongamento da inspiração e do aprofundamento da expiração, aprendemos a ser guiados pela respiração e não pelo ego. Energeticamente, a postura da Borboleta ensina as qualidades de reflexão e contemplação profundas. Esta postura estimula o segundo chakra, cultivando as qualidades de fluidez, flexibilidade, sexualidade e sensualidade. Envolva *mula bandha, uddiyana bandha* e *jalandhara bandha*.

Atrai *ashvini mudra*. Estimula *apana* e *vyana vayu*.

Aplicações terapêuticas: Esta postura alivia o desconforto menstrual, a dor ciática, a dor lombar e os sintomas da menopausa. Além disso, estimula os órgãos reprodutivos e aumenta a energia sexual.

Dicas úteis: Se seus quadris ou sua região lombar estiverem tensos, coloque um cobertor debaixo de suas nádegas. Se você tiver alguma sensibilidade no joelho, coloque um bloco embaixo de cada um deles.

POSTURA FÁCIL: *SUKHASANA*

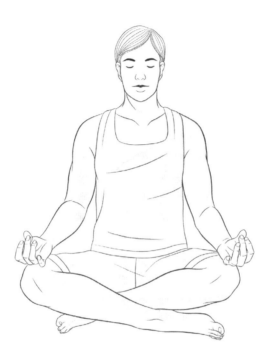

Visão geral: A postura Fácil é usada com mais frequência para meditação e contemplação. A palavra sânscrita *sukha* é traduzida como "suavidade" ou "facilidade". Embora esta postura possa não ser inerentemente fácil para todos os corpos, é em nossa tentativa da postura que os benefícios mais significativos são obtidos. A postura Fácil nos lembra que o caminho para a alegria é a própria alegria.

Como fazer: A partir da postura do Bastão (veja a página 248), abra a coxa direita e coloque o pé direito em direção à virilha, agora abra a coxa esquerda e coloque o pé esquerdo na frente do pé direito, sentado com as pernas cruzadas. Lembre-se de que você deve ficar sentado sobre os ísquios e não sobre o cóccix. Depois, permita que o tronco se alongue naturalmente, afastando-se da pelve, usando os músculos abdominais para dar suporte à parte inferior das costas e os músculos ao longo da coluna à parte superior das costas. Relaxe a parte superior dos ombros e sinta a cabeça e o pescoço flutuando naturalmente sobre a coluna. Descanse as mãos nos joelhos e relaxe os músculos faciais.

Benefícios: Fisicamente, a postura Fácil alonga os quadris e os joelhos, fortalece os músculos ao longo da coluna, tonifica os músculos abdominais e oferece uma boa postura.

Energeticamente, essa postura nos ajuda a nos sentirmos enraizados, equilibrados e à vontade, tudo ao mesmo tempo. Esta é uma pose excelente para respiração e outras práticas contemplativas. Abre o segundo e o sexto chakra e o canal central que conecta a consciência inferior e superior, conhecida como *sushumna nadi*.

Atrai *mula bandha*. Estimula *apana* e *vyana vayu*.

Aplicações terapêuticas: Alivia a dor lombar, ajuda na perimenopausa e na menopausa e reduz a tensão mental.

Dicas úteis: Se seus quadris ou sua região lombar estiverem tensos, coloque um cobertor ou uma almofada sob os ísquios. Se seus joelhos estiverem sensíveis, coloque um bloco embaixo de cada um.

POSTURA DO POMBO COM UMA PERNA ESTENDIDA: *EKA PADA KAPOTASANA*

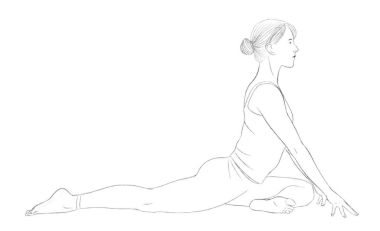

Visão geral: A postura do Pombo com uma perna estendida libera profundamente as camadas de tensão que se acumulam no corpo físico e sutil. Tem como alvo os quadris externos e o músculo psoas, os quais carregam as responsabilidades de estabilizar e conectar a parte superior e inferior do corpo. Quando nos permitimos nos render a esta postura, criamos uma sensação de alívio por dentro, nos libertando para sentir, respirar e ser.

Como fazer: A partir da postura do Cachorro Olhando para Baixo, inspire e levante a perna direita e leve-a para trás. Ao expirar, flexione o joelho direito em direção ao peito. Contraia o pé direito e abaixe o tornozelo, a canela e o joelho entre as mãos. Mantenha os dedos traseiros curvados para baixo e pressione as mãos no chão para levantar os quadris do colchonete, puxando o quadril direito para trás e o esquerdo para a frente. Estique os dedos dos pés traseiros e inspire enquanto fortalece a parte inferior da barriga, levantando o peito e olhando para o teto. Ao expirar, abaixe o tronco em direção ao chão, levando a cabeça até o tapete ou a um bloco.

Benefícios: Fisicamente, a postura do pombo com uma perna estendida alonga os tornozelos, o quadríceps, o psoas, a parte interna das coxas, os quadris externos e as costas.

Energeticamente, esta postura auxilia na redução da tensão na mente. Atua no segundo chakra, liberando energia emocional e sexual para ajudar a aumentar a criatividade e nossa conexão sensorial com o mundo. Também ajuda a liberar a respiração, alongando o músculo psoas.

Atrai levemente *jalandhara bandha*. Estimula *apana* e *vyana vayu*.

Aplicações terapêuticas: Alivia a dor lombar, aborda distúrbios urinários, melhora a postura, ajuda a aliviar os sintomas da perimenopausa e menopausa e alivia ciática.

Dicas úteis: Coloque uma almofada ou um travesseiro embaixo do tronco para uma variação mais terapêutica. Se você tiver alguma sensibilidade no tornozelo, joelho ou quadril, pratique a postura do Pombo. Se seus quadris estiverem fora do chão, coloque uma toalha enrolada ou uma almofada no local.

POSTURA DUPLA DO POMBO:
AGNISTAMBHASANA

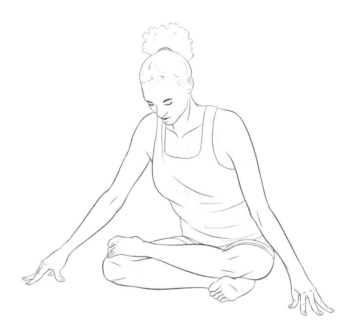

Visão geral: A postura Dupla do Pombo tem como alvo os rotadores externos profundos nos quadris, que ajudam a nos estabilizar. Por esta postura causar uma resposta física tão intensa no corpo, ela nos ensina como descansar na consciência do que estamos sentindo sem julgamento ou manipulação. À medida que nos tornamos mais conscientes de nossas sensações, estas mudam e se dissolvem na própria consciência.

Como fazer: A partir da postura da Borboleta, segure o pé direito com as duas mãos e coloque suavemente o tornozelo direito na parte superior da coxa esquerda. Alinhe a canela direita em cima da canela esquerda para que os tornozelos e os joelhos também fiquem alinhados um sobre o outro. Fixe os ísquios no chão enquanto alonga a coluna em direção ao teto.

Permaneça na posição ou comece a flexionar o corpo sobre as pernas, aprofundando o alongamento nos quadris externos.

Benefícios: Fisicamente, a postura Dupla do Pombo alonga os joelhos, a parte interna das coxas, a parte externa dos quadris e a região lombar.

Energeticamente, esta postura ajuda a reduzir a tensão na mente. Atua no segundo chakra, liberando energia emocional e sexual para auxiliar no aumento da criatividade e na nossa conexão sensorial com o mundo.

Atrai *mula bandha*. Estimula *apana* e *vyana vayu*.

Aplicações terapêuticas: Alivia a dor lombar, ajuda a aliviar os sintomas da perimenopausa e da menopausa e alivia a ciática.

Dicas úteis: Se seus quadris ou sua região lombar estiverem tensos, coloque um cobertor ou uma almofada sob os ísquios. Se seus joelhos estiverem sensíveis, coloque um bloco sob o joelho de cima ou pratique *Supta Kapotasana* (veja a página 237).

POSTURAS SENTADAS E ALONGADAS PARA A FRENTE

Embora cada vez mais os seres humanos passem a maior parte do dia sentados, não necessariamente sabemos como sentar de maneira saudável para nossa coluna e nossos órgãos. Esta categoria de posturas nos ensina como manter a coluna alinhada, a respiração equilibrada e os órgãos espaçosos enquanto estivermos sentados. Energeticamente, as posturas sentadas e alongadas para a frente abrem a parte de trás do corpo, o que ativa a passagem de *tamas*, a região tranquila e pacificadora do nosso corpo. Além disso, elas também alongam profundamente os isquiotibiais, que armazenam energeticamente muitos de nossas crenças e nossos padrões limitantes. Por esse motivo, as posturas sentadas e alongadas para a frente são uma maneira profunda de encerrar a prática física, pois ajudam ativamente a nos libertar da prisão, fazendo a transição de nossa mente do mundo sensorial externo para um espaço interno e silencioso de pura consciência.

POSTURA DO BASTÃO: *DANDASANA*

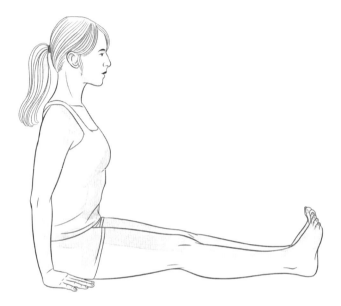

Visão geral: A postura do Bastão está para as posturas sentadas assim como a postura da Montanha está para as posturas em pé. No caso da postura de Bastão, os ísquios são como nossos pés, ancorando-nos e enraizando-nos na Terra, enquanto a coluna se eleva em direção ao céu. Praticar esta postura todos os dias não apenas fortalece o abdômen e estabiliza a coluna, mas também nos capacita a nos mantermos a partir do centro do nosso ser, estabelecendo um senso de autonomia, individuação e conexão com o potencial puro.

Como fazer: Sente-se e estenda as duas pernas à sua frente. Ajuste as nádegas para sentir os ísquios e não o cóccix no chão. Acione seu quadríceps e abra os dedos dos pés. Alongue a coluna em direção ao teto, alinhando a caixa torácica sobre a pélvis e os ombros sobre a caixa torácica. Mantenha as mãos ao lado do corpo e abra as clavículas, suavizando a parte superior dos ombros e liberando-os das orelhas. Deixe a cabeça e o pescoço penderem livremente sobre a coluna.

Benefícios: Fisicamente, a postura do Bastão fortalece as pernas, o abdômen e a parte superior das costas. Ele alonga as panturrilhas, os isquiotibiais, o peito e os ombros.

Energeticamente, esta postura é ao mesmo tempo aterradora e libertadora. Ao equilibrar a frente e as costas do corpo uniformemente, esta postura nos leva ao *satva guna*. Ativa o primeiro e o terceiro chakras, criando firmeza, estabilidade e auto-afirmação por dentro. A postura do Bastão ajuda a posicionar a coluna, que também alinha energeticamente os dois canais centrais que a percorrem: *sushumna* e *brahma nadis*. Estimular esses canais facilita tanto a manifestação quanto a transcendência.

Atrai *mula* e afasta *uddiyana bandha*. Além disso, atrai *ashvini mudra* para alongar a frente do corpo. Estimula *apana vayu*.

Aplicações terapêuticas: A postura do Bastão fortalece o abdômen, o que pode ser útil para crianças com problemas de processamento sensorial. Também corrige a má postura, resolve a osteoporose e outros problemas de deficiência óssea, além de aliviar problemas da região lombar.

Dicas úteis: Se os isquiotibiais ou os músculos da região lombar estiverem tensos, coloque um cobertor ou uma almofada embaixo das nádegas. Se os isquiotibiais estiverem muito limitados, flexione os joelhos.

POSTURA DA CABEÇA AO JOELHO: *JANUSIRSASANA*

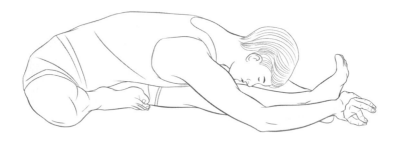

Visão geral: Embora a tradução para o inglês desta postura seja "da cabeça ao joelho", na verdade estamos alongando o umbigo até o joelho e a cabeça até a canela. Esta postura profundamente relaxante abre toda a parte de trás do corpo, ao mesmo tempo em que fornece um leve alongamento da perna estendida. É uma limpeza e uma renovação, e nos ajuda a nos desvencilhar à medida que nos aprofundamos na essência do nosso ser.

Como fazer: Na postura do Bastão, flexione a perna direita e abra a coxa direita, colocando a sola do pé direito na parte interna da coxa esquerda. Inspire e alongue a coluna, começando a levar o tronco sobre a perna esquerda estendida. Ao expirar, flexione os quadris, mantendo a parte inferior da barriga contraída, a coluna alongada e os ombros afastados das orelhas. Continue a respirar até alcançar a postura, alongando-se ao inspirar e aprofundando-se na perna estendida ao expirar. Por fim, descanse o abdômen na coxa, a testa na canela e as mãos ao redor do pé da perna estendida, se for possível.

Benefícios: Fisicamente, a postura da Cabeça ao Joelho alonga os isquiotibiais, a parte interna das coxas, a parte externa dos quadris, a parte inferior das costas, a parte superior das costas e a nuca. Ajuda na digestão e facilita a expiração ao comprimir suavemente o diafragma.

Energeticamente, a postura da Cabeça ao Joelho liberta o molde inconsciente que fica preso na parte de trás das pernas. Estimula o primeiro chakra, criando uma conexão firme e sólida com a Terra, facilitando uma sensação de liberdade ao soltar o ar com a expiração. Essa postura nos ajuda a nos desintoxicar, tanto física quanto energeticamente, do que não nos serve mais. Abrir a passagem de *tamas* também acalma e aquieta a mente, encorajando uma profunda conexão interior.

Atrai *mula*, *uddiyana* e *jalandhara bandha*. Atrai também *ashvini mudra* para alongar a frente do corpo. Estimula *apana vayu*.

Aplicações terapêuticas: A postura da Cabeça ao Joelho alivia escoliose, dor lombar, desconforto menstrual e sintomas da menopausa. Esta postura também pode aliviar dores de cabeça, ansiedade e fadiga e melhorar a digestão.

Dicas úteis: Se os isquiotibiais ou os músculos da parte inferior das costas estiverem tensos, coloque um cobertor ou uma almofada embaixo das nádegas. Se as mãos não alcançarem o pé, coloque uma faixa ou cinto ao redor da sola do pé estendido e continue a alongar a coluna enquanto flexiona a perna estendida.

POSTURA ANGULAR SENTADA:
UPAVISTHA KONASANA

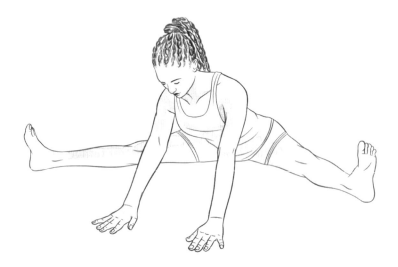

Visão geral: Esta postura pode ser profundamente libertadora ou profundamente desafiadora, dependendo de sua anatomia e alongamento. A postura Angular Sentada às vezes pode nos forçar a enfrentar nossas limitações, provocando frustração e desânimo. Ao abrir mão de nossas expectativas e aceitar nossa própria amplitude de movimento, podemos nos abrir para o encanto do contentamento e da autoaceitação nesta postura.

Como fazer: Na postura do Bastão, abra bem as pernas em forma de "V". Ajuste a parte inferior das coxas para inclinar a pélvis e não a cintura. Coloque as mãos atrás ou à sua frente no chão. Ao inspirar, alongue a coluna, enrijecendo a barriga e levantando o peito. Ao expirar, incline-se para a frente, abaixando o tronco em direção ao chão.

Benefícios: Fisicamente, a postura Angular Sentada alonga as panturrilhas, os isquiotibiais, a parte interna das coxas e a parte inferior das costas. Fortalece os músculos ao longo da coluna e estimula os órgãos abdominais.

Energeticamente, ativa o primeiro e o segundo chakras, criando força e flexibilidade simultaneamente. Ao abrir a passagem de *tamas*, ela também acalma e aquieta a mente, encorajando uma profunda conexão interior.

Atrai *mula*, *uddiyana* e *jalandhara bandha*. Além disso, atrai também *ashvini mudra* para alongar a frente do corpo. Estimula *apana vayu*.

Aplicações terapêuticas: Alivia a artrite, dor ciática e lombar e ajuda a desintoxicar os rins. Pode aliviar dores de cabeça, ansiedade e fadiga. Além disso, esta postura ajuda a resolver problemas de menopausa, desconforto menstrual e desconforto pré-natal.

Dicas úteis: Se os isquiotibiais ou os músculos da parte inferior das costas estiverem tensos, coloque um cobertor ou uma almofada sob os ísquios. Como alternativa, flexione os joelhos e coloque um pequeno cobertor enrolado ou um bloco embaixo de cada joelho. Se você tem dor lombar intensa, tente esta postura deitada de costas com os ísquios contra a parede e a cabeça afastada dela, deixando as pernas em um formato de "V" largo.

POSTURA DA PINÇA: *PASCHIMOTTANASANA*

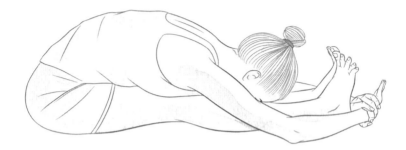

Visão geral: Como a paz e a serenidade que emergem do pôr do sol, a postura da Pinça desenvolve um estado de tranquilidade interno. Ao abrir a parte de trás do corpo e atrair nossos sentidos para o interior, fazemos a transição sem esforço de um estado de fazer para um estado de ser. Esta postura nos leva da parte mais ativa e solar da prática para o espaço receptivo e sutilmente energético da contemplação.

Como fazer: A partir da postura do Bastão, inspire e alongue a coluna. Ao expirar, flexione para frente os quadris, mantendo a parte inferior da barriga contraída, a coluna alongada e os ombros afastados das orelhas. Inspire e alongue a coluna, levantando levemente o peito e, ao expirar, solte-se mais ainda na postura. Continue a respirar até o final da postura. Se for possível, descanse a barriga nas coxas, a testa nas canelas e as mãos nas solas dos pés.

Benefícios: Fisicamente, a postura da Pinça alonga as panturrilhas, os isquiotibiais e toda a parte de trás do corpo, incluindo a parte superior das costas e a nuca. Estimula o fígado, os rins e os ovários e melhora a digestão.

Energeticamente, esta postura nos leva a *pratyahara*, o primeiro estágio de Raja Ioga, que é o caminho real que nos leva a um estado de transcendência, ou *samadhi*. A postura da Pinça ativa o primeiro e o sexto chakras, aprofundando nossa conexão com a Terra e facilitando um profundo sentimento de rendição. Ao abrir a passagem de *tamas*, essa postura ativa os portões traseiros de todos os chakras, atraindo-nos para o lado sombrio de nosso ser. Isso nos permite enfrentar e integrar esse lado sombrio em nossa consciência e nos ajuda a alcançar discernimento e consciência.

Atrai *mula*, *uddiyana* e *jalandhara bandha*. Além disso, atrai *ashvini mudra* para alongar a frente do corpo. Estimula *apana vayu*.

Aplicações terapêuticas: A postura de Pinça alivia a dor lombar e ajuda a desintoxicar os rins. Esta postura alivia o estresse e a ansiedade, bem como os sintomas da menopausa e desconforto menstrual. Também oferece alívio para dores de cabeça e fadiga.

Dicas úteis: Se os isquiotibiais ou os músculos da região lombar estiverem tensos, coloque um cobertor ou uma almofada embaixo das nádegas. Envolva uma tira ou um cinto em volta da sola dos pés se precisar de um alongamento mais profundo.

POSTURAS RESTAURADORAS/ RELAXANTES

Nossa cultura moderna enfatiza excessivamente a movimentação, desencadeando qualidades desta prática, mas há outra parte integrante do estado de ioga: entrega. Como sociedade, muitos de nós não são ensinados a relaxar. Somos ensinados a ser produtivos e focados no sucesso, e a atingir objetivos a todo custo. A prática verdadeira de ioga é a destruição desse sistema de crenças. É um descascamento das camadas de apegos, desejos e crenças limitantes que se acumulam ao longo do tempo para que possamos finalmente descansar em nossa verdadeira essência. As posturas restauradoras nos ensinam não apenas como deixar ir, mas também como deixar ser.

POSTURAS RESTAURADORAS/RELAXANTES 257

POSTURA DO REPOUSO CONSTRUTIVO

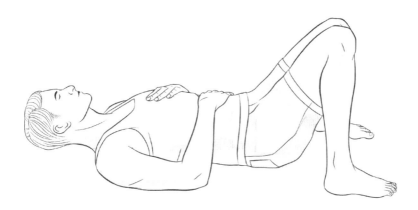

Visão geral: Pode ser difícil pensar em deitar de costas como uma prática construtiva, mas estudos mostram que nossa capacidade de descansar e recarregar afeta diretamente nossa produtividade. Esta postura recebeu o nome da Técnica de Alexander e foi adaptada pelos iogues como parte integrante da prática. É uma boa posição para começar, terminar ou apoiar sua prática a partir de um espaço consciente e intencional.

Como fazer: Deite-se de costas e flexione as pernas, afastando os pés e tocando os joelhos. Descanse os braços ao lado do corpo ou sobre o tronco, com uma mão no peito e a outra na barriga. Permita que o peso do seu corpo seja liberado no chão. Relaxe a barriga, o peito, os ombros e os músculos faciais. Permita que sua respiração suba e desça naturalmente sob suas mãos.

Benefícios: Fisicamente, esta postura alinha a coluna, acalma o sistema nervoso e facilita uma respiração completa. Além disso, ativa a resposta nervosa parassimpática, que reduz a pressão sanguínea, ondas cerebrais ficam mais lentas, há uma melhor digestão e os batimentos cardíacos ficam mais lentos.

Energeticamente, esta postura é aterradora e tranquilizante. Quando nos deitamos com as costas no chão, os músculos abdominais podem relaxar, encorajando uma respiração mais profunda na parte inferior da barriga, o que ajuda a acalmar a mente. Esta é uma postura valiosa para experienciar uma respiração plena e completa, equilibrando a mente e as qualidades de *rajas* e *tamas*, levando-nos a *satva guna*.

Nenhum *bandha* é atraído. Estimula *prana* e *apana vayu*.

Aplicações terapêuticas: Reduz a ansiedade, dor de cabeça, fadiga, dor lombar e o desconforto menstrual e da menopausa.

Dica útil: coloque um cobertor dobrado embaixo da cabeça se o queixo estiver mais alto que a testa.

POSTURAS RESTAURADORAS/RELAXANTES 259

POSTURA SUPORTE DE MEIO OMBRO: *VIPARITA KARANI*

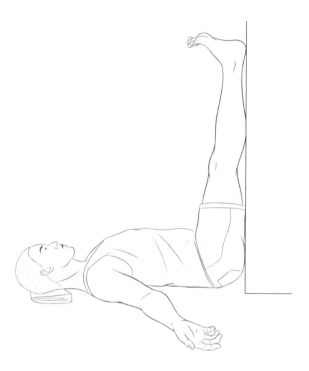

Visão geral: A tradução literal desta postura é o "inverso" (Viparita) de "fazer" (Karani). Esta postura profundamente revigorante nos dá os benefícios não apenas de inverter sem colocar pressão no pescoço ou na cabeça, mas também de ser passivo. Pode ser um presente generoso que nos damos no final do dia ou depois da viagem, literalmente colocando os pés para cima e invertendo o fluxo da gravidade.

Como fazer: Sente-se em um cobertor dobrado com o quadril direito encostado na parede e seu colchonete perpendicular à parede. Tenha outro cobertor dobrado para apoiar a cabeça. Deslize o braço esquerdo e o lado esquerdo do tronco ao longo do colchonete e fique de costas, permitindo que a perna direita, seguida pela perna esquerda, fique contra a parede. Ajuste o seu sacro para que se solte uniformemente no suporte do cobertor e para que os ísquios fiquem apoiados contra a parede. Puxe o cobertor dobrado até a sua cabeça. Abra os braços, com os cotovelos dobrados em um ângulo de 90°, as palmas das mãos voltadas para cima e as pontas dos dedos relaxadas. Fique nesta posição, permitindo que o peso do seu corpo passe todo para o chão por até 10 minutos.

Benefícios: Fisicamente, a postura de Suporte de Meio Ombro libera a parte posterior das pernas, a parte inferior das costas, o peito, os ombros e a nuca. Além disso, ela traz o sangue desoxigenado de volta ao coração e ajuda a reduzir o inchaço nos pés.

Energeticamente, esta postura é relaxante, tranquilizante e profundamente revigorante. Ativa o quinto e o sexto chakras, facilitando um estado de silêncio, introspecção e observação interna. Também nos ajuda a enxergar o mundo através de uma nova perspectiva.

Fortalece *jalandhara bandha*. Estimula *apana vayu*.

Aplicações terapêuticas: A postura das pernas na parede alivia edema, varizes, desconforto menstrual e tornozelos inchados. Além disso, é útil no combate ao *jet lag* e à insônia.

Dicas úteis: Enrole um cinto ou uma faixa em volta das coxas para manter suas pernas juntas. Coloque uma pesada almofada nos pés para ajudar a liberar os ossos da coxa na cavidade do quadril. Para uma alternativa de abertura do quadril, junte as solas dos pés e afaste bem os joelhos. Se você não tiver espaço na parede, pratique esta postura com um bloco embaixo do sacro e as pernas voltadas para o teto.

POSTURA DO CADÁVER:
SAVASANA

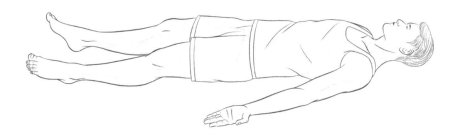

Visão geral: A postura do Cadáver é uma das mais importantes da prática de Hatha Yoga. É praticada ritualisticamente ao final de cada sequência, representando o ciclo final da vida, que é a destruição. Na postura do Cadáver, estamos demolindo o apego ao nosso corpo, à nossa mente, aos nossos pensamentos e à nossa identidade e aprendendo a descansar em nossa verdadeira essência, que é infinita e ilimitada. É responsável pela transição do ato de fazer para a arte de ser.

Como fazer: Deite-se de costas com as pernas um pouco mais abertas do que a distância do quadril, os pés relaxados e abertos e os braços em um ângulo de 45° ao lado do corpo. Com as palmas voltadas para cima, permita que as pontas dos dedos se curvem naturalmente em direção às palmas das mãos. Permita que todo o peso do seu corpo fique apoiado no chão. Relaxe cada músculo do corpo, desde os dedos dos pés até o topo da cabeça. Permaneça nesta posição por pelo menos 5 minutos em completa quietude.

Benefícios: Fisicamente, a postura do Cadáver provoca a resposta nervosa parassimpática, que, como mencionado anteriormente, é fisiologicamente curativa. Além disso, reduz a pressão sanguínea, diminui a frequência cardíaca, traz sangue de volta ao coração, ajuda na digestão e reforça o sistema imunológico.

Energeticamente, esta postura reduz a ansiedade e facilita uma profunda sensação de rendição. Ativa o sétimo chakra, promovendo uma sensação de despertar espiritual e conexão com a inteligência universal.

Não fortalece nenhum *bandha*. Estimula *prana* e *apana vayu*.

Aplicações terapêuticas: Esta postura cura várias condições físicas e mentais. Auxilia na redução da pressão arterial; alivia a ansiedade, dor lombar, fadiga e dor crônica; e alivia a tensão geral no corpo.

Dicas úteis: Coloque uma almofada, uma toalha ou cobertor enrolado sob os joelhos se tiver alguma dor na região lombar. Se o queixo estiver mais alto que a testa, coloque um cobertor dobrado embaixo da cabeça.

POSFÁCIO

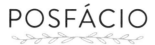

Por Deepak Chopra

O QUE FAZER A SEGUIR?

A Raja Ioga tem inspirado aspirantes espirituais por muitos séculos. A fim de inspirá-lo, tentamos tirar do caminho complicações e obstáculos. Acredito fortemente que as experiências cotidianas dão um vislumbre de como é viver na luz. Baseio essa crença em um dos princípios mais básicos da Ioga: a consciência é completa e todos nós compartilhamos dessa integridade. Todos começam em igualdade de condições quando se trata de consciência. A cada momento, você está consciente ou não. Esta é uma escolha que não exclui ninguém. A luz da consciência é universal.

Além disso, a Ioga Real é mais do que um conjunto de práticas para tornar você mais consciente. Oferece uma visão da vida ideal, que também não exclui ninguém, porque a vida ideal é baseada na consciência. Você não pode mudar o que não conhece e, quanto mais consciente estiver, maiores serão as mudanças que poderá alcançar. Os seres humanos são as únicas criaturas que podem evoluir conscientemente e a Ioga é o manual que mostra como fazer isso. O manual está completo e, seja você quem for, as instruções se aplicam a você.

Logo, se alguém perguntasse: "O que eu faço agora?", a resposta mais direta seria "evoluir". Costumamos chamar de aspirantes espirituais, mas, na realidade, existem apenas evolucionistas espirituais — ou não.

Agora, e no passado recente, encontrei um número exorbitante de pessoas que decidiram trilhar o seu próprio caminho espiritual. Elas se inspiraram na consciência superior, ficaram entusiasmadas com a noção de "siga sua felicidade". No entanto, um cínico mencionaria que o surgimento da consciência superior está presente por pelo menos cinquenta anos, só que o esclarecimento coletivo estava longe de acontecer.

No entanto, não há razão para desanimar uma vez que você aceita uma simples, mas profunda, verdade: a consciência evolui de uma forma que se adapta a cada indivíduo. Nada é mais individual e fluido. Entretanto, ao longo do caminho, você deve estar preparado para algumas características altamente peculiares e até únicas. Aqui estão apenas algumas:

- ♦ Você não pode ver o objetivo previamente.
- ♦ Assim, você não pode fazer planos seguros sobre como atingir a meta.
- ♦ Como sua vida interior está em constante mudança, você nunca sabe se sua atitude está correta ou mesmo se está preparado para a próxima fase da jornada.
- ♦ A essência do seu ego, que o apoia em todas as outras atividades, é pouco útil quando se trata da consciência. Normalmente, essa essência é um obstáculo ou o afasta de qualquer mudança drástica, especialmente se velhos hábitos, crenças e condicionamentos forem desafiados.
- ♦ Mesmo que você pense e aja como indivíduo, a consciência não é pessoal: é universal, holística e, no final, inconcebível.

Todos esses pontos apareceram neste livro, mas, reunindo-os em uma lista, estou dando a você a essência de como é viver a visão da Raja Ioga.

Uma vez que você aceita que sua própria evolução deve chegar a um acordo nessa lista, a imagem muda. O eu está transformando o eu. Você é como um cirurgião que quer fazer uma cirurgia em si mesmo, o que obviamente é uma tarefa impossível. Como pode um indivíduo — guiado pela essência do ego, que só irá sabotar a verdadeira transformação pessoal — evoluir? A resposta não é encontrada no plano egocêntrico ou da mente ativa. Em vez disso, cada vez mais você permite que sua verdadeira natureza ilimitada venha à tona; você se apega ao desejo de encontrar seu verdadeiro eu, trocando uma série de eus provisórios ao longo do caminho por algo eterno.

Esses eus provisórios, desde o nascimento até a morte e conformados a todas as situações intermediárias, sentem-se como "eu, mim e meu". Nós os possuímos; assumimos que *somos* eles, mas, de uma perspectiva Iogue, esses eus são apenas vestimentas para cobrir o ego, uma cobertura superficial que mascara o verdadeiro eu. Como esta é a única parte de nós que sabe o que realmente está acontecendo, ela gerencia invisivelmente nossa evolução.

Pense em uma criança enfrentando estágios de desenvolvimento que são controlados invisivelmente a partir de uma noção de vida que não tem conhecimento. À frente estão os dentes de leite, os dentes adultos, a puberdade, a formação do sistema imunológico, a maturação do cérebro e assim por diante. O controlador desses processos, dizemos, é o nosso DNA. No entanto, na verdade, o controlador é o conhecimento invisível codificado no DNA, não o amálgama químico de um gene, que consiste em carbono, hidrogênio, nitrogênio e oxigênio muito comuns, em sua maior parte.

Se existe um controlador semelhante de nossa evolução consciente, ele também consiste em conhecimento. E, assim como o DNA revela o desenvolvimento de uma criança dentro do cronograma, com uma linha de tempo definida que coloca os dentes de leite antes da puberdade, a evolução da consciência se desenvolve de acordo com uma linha de tempo específica. Mas já que a pessoa como um todo está envolvida, com a inclusão de cada traço pessoal que nos torna indivíduos únicos, esse desdobramento silencioso é dinâmico, mutável, sensível às situações da vida e impossível de prever com antecedência.

Isso porque a evolução da consciência é sobre a pessoa completa a cada momento, um projeto inconcebível está em ação, aquele que está desmantelando a configuração da separação para chegar à consciência da unidade, o verdadeiro eu, Atman, Ioga suprema ou como você quiser chamá-lo. A configuração da separação o destina a viver em um mundo de opostos. No cosmos que conhecemos e que moldou todas as qualidades de vida, a evolução é o oposto da entropia, que diminui o universo, como um brinquedo de criança cuja bateria fica mais fraca até que o brinquedo não se mova mais. A evolução, como uma bateria nova, reenergiza o universo. A entropia é a força que garante a destruição, e a evolução aproveita a oportunidade após cada ato de destruição para montar algo novo a partir dos mesmos ingredientes.

Ao longo de bilhões de anos, a evolução criou todos os seres vivos a partir de poeira estelar. No entanto, considere como a poeira, o ingrediente mais simples do universo, levou ao DNA humano, de longe a estrutura mais complexa do universo. No nível pessoal, a evolução ocorre quando desfazemos algum aspecto da essência do ego para que uma característica mais evoluída possa ocupar seu lugar. A destruição é essencial e você deve confiar que o verdadeiro eu sabe melhor do que você quais partes da escuridão devem alcançar a luz e quando isso deve acontecer. Na Ioga, a onisciente força criativa da Natureza é Shakti, a inteligência criativa que controla tanto a criação quanto a destruição.

A escuridão, sendo essencial, não deve ser temida, evitada ou negada. Nossa estratégia como eus em evolução é confrontar pacientemente cada sinal de escuridão, aceitando que a luz encontre uma maneira de transformá-la e revelar a verdade essencial que ela esconde. Também não há necessidade de usar as ferramentas das trevas contra ela, pois violência, resistência, negação, desespero, ódio e medo não são como a luz opera. Esta nada mais é do que a consciência revelando algo novo sobre si mesma, permitindo que o verdadeiro eu, que é universal, gerencie tudo. Um cirurgião não pode operar a si mesmo, mas a essência do ego não está desempenhando o papel de um cirurgião — o verdadeiro eu desempenha esse papel.

Vivendo a visão da Raja Ioga, cada um de nós deve se lembrar de que o verdadeiro eu é o eu real. Somente permanecendo firmes em quem realmente somos, a evolução da consciência pode acontecer todos os dias ao longo de nossa vida. Não há mais nada a saber e nada mais a fazer se você quiser viver na luz para sempre.

AGRADECIMENTOS

De Deepak

Nos últimos anos, desenvolvi uma paixão pela Ioga em todos os seus aspectos e sou grato ao meu professor Eddie Stern, cuja sabedoria e profundidade de conhecimento vão muito além de nossas sessões diárias de prática de Hatha Yoga. Ninguém me ensinou mais sobre Ioga do que ele.

Foi inspirador ter Sarah Platt-Finger como minha colaboradora neste livro. Ela exemplifica as virtudes e os benefícios de sua profunda dedicação à Ioga.

Um escritor não poderia ter mais sorte do que receber a lealdade, a orientação e o apoio individual de todos na Harmony Books, a começar por Diana Baroni, cuja dedicação à publicação é uma fonte de constante admiração. Sua visão e tomada de decisão foram cruciais nos tempos difíceis pelos quais passamos — meus sinceros agradecimentos.

Eu desfrutei de um vínculo de proximidade e admiração em comum com meu editor, Gary Jansen. Você tem sido sábio e diplomático além do esperado por qualquer escritor.

Agradeço também a toda a equipe Harmony, incluindo Aaron Wehner, Tammy Blake, Christina Foxley, Marysarah Quinn, Patricia Shaw, Jessie Bright, Andrea Lau, Jessica Heim, Sarah Horgan e Michele Eniclerico.

Meu sentimento de amor e cuidado é devido à minha esposa, Rita, e à nossa grande família, com filhos e netos. Obrigado por fazer desta jornada uma empreitada em comum que enriquece a todos nós.

De Sarah Platt-Finger

Em primeiro lugar, gostaria de agradecer ao meu coautor, Dr. Deepak Chopra, pelo convite para escrever este livro com ele. Foi uma honra recebê-lo. O mundo da ioga é vasto, com inúmeros professores, por isso é um grande privilégio compartilhar meus ensinamentos com tal erudito. Obrigado por confiar em mim para ser seu copiloto neste projeto.

Para meu marido, meu parceiro espiritual e a pessoa sem a qual nenhuma das palavras em minhas páginas teria se formado: Yogiraj Alan Finger. Obrigada por me permitir caminhar ao seu lado nos últimos quinze anos, disseminando a linhagem ISHTA para todo o mundo. Obrigada por me ensinar tudo o que aprendi no processo. Seu apoio e suas dádivas infinitas a este livro significaram o mundo para mim.

Para Claire Kinsella-Holtje, por me lembrar do poder da minha única e própria voz. Eu não poderia ter escrito este livro sem sua orientação e aprovação.

Aos meus pais, John e Sheila Platt, que sempre apoiaram a energia criativa dentro de mim, mesmo que isso significasse passar a maior parte da minha infância de cabeça para baixo ou subindo nos móveis! Obrigada por encorajar minhas palavras a irem para o papel desde tão jovem.

À minha irmã, Emily, obrigada por ser minha primeira professora e um modelo para toda a vida. Eu sou muito grata a você.

Obrigada ao meu editor, Gary Jansen; à minha editora, Diana Baroni; e a todos da Penguin Random House, incluindo a editora de produção Patricia Shaw e a designer Andrea Lau, pelo apoio inabalável de vocês, além da paciência comigo. Vocês tornaram a arte de escrever um livro sentindo uma alegria pura e de maneira muito menos assustadora do que eu esperava! E um agradecimento especial a Stephanie Singleton, cujas ilustrações neste livro cativam e celebram a beleza da forma humana por meio do asana.

Para minhas queridas amigas Alyssa Miller, Mona Anand, Kristin Leal, Loraine Rushton e Rachel Goldstein. A sororidade de vocês é minha energia vital.

Por fim, para minha filha, Satya, por ser a luz do amor e da verdade. Por sua causa, sei que posso; e por sua causa, sempre realizarei.

ÍNDICE

A

ADHO MUKHA
SVANASANA 203
AGNISTAMBHASANA 245
Ahimsa 34
  não-violência 34
amor maduro 29
ANJANEYASANA 145
Aparigraha 34
  abnegação 34
  desapego 34
apego 31
ARDHA CHANDRASANA 157
ARDHA
MATSYENDRASANA 232
ARDHA UTTANASANA 167
arohan awarohan 132
asana 122
  núcleo da consciência 122
Asana 11
  Luz para o Seu Corpo 11
    confortável em meu corpo 57
    fluxo da inteligência
        criativa 62
    fluxo de consciência 53
    integro o meu corpo 55
    me curvo de forma flexível 60
Asteya 34

não roubar 34
autoaceitação 41
autodestrutivas 32
autorreflexão 48
autossuficiente 33

B

BACKBENDS 209
BADDHA KONASANA 239
bandha 129
  jalandhara bandha 130
  mula bandha 129
  treta bandha 130
  uddiyana bandha 129
Bhagavad Gita 121
BHUJANGASANA 210
Big Bang 15
bindu 116
  ponto de consciência 116
BITILASANA 197
Brahmacharya 34
  castidade 34
  celibato 34

C

carma 98
chakra 123

271

Ajna 124

Anahata 124

Manipura 124

Muladhara 124

Sahasrara 124

Svadishthana 124

Vishuddha 124

CHATURANGA
DANDASANA 207

codependência 31

COM CURVATURA PARA
FRENTE 163

COM TORÇÕES EM PÉ 177

consciência cósmica 16

criativo 64

culpa 41

culpa do passado 37

cura 56

D

DANDASANA
248

DE EQUILÍBRIO 184

desintoxicar 39

DHANURASANA
216

Dharana, Dhyana, Samadhi 12

Poder da Atenção 12

ancorado no potencial 109

consciência pura 103

criador da minha realidade 111

essência é transcendente 106

incorporo o campo das infinitas
114

divino 55

DO REPOUSO
CONSTRUTIVO 257

E

EKA PADA
KAPOTASANA 243

EM PÉ PARA ABERTURA
DE QUADRIL 144

energia amorosa 29

esgotamento mental 78

"eu sou o suficiente" 27

evolução 66

exercícios respiratórios 72

Respiração abdominal 72

Respiração regulada 74

Respiração vagal 73

experiências infelizes 40

F

falsa modéstia 41

felicidade básica 110

fixa 105

flexibilidade física 60

fluxo de consciência 57

fluxo de prana 72

função cerebral 72

G

GARUDASANA 193

gunas 125

rajas 125

satva 125

tamas 125

H

hábitos emocionais 38

HALASANA 229

hobby 44

Homo sapiens 98

humilhações 37

I

inteligência artificial 64
inteligência criativa 64
INVERSÕES 222
Ioga da Raja 3
  jugo 3
Ishvara pranidhana 51
  rendição 51

J

JANUSIRSASANA 250
JATHARA
      PARIVARTANASANA 234
jiva atman 121

K

kriya 131
  arohan awarohan 132
  So Hum Kriya 131

M

MALASANA 161
MARJARYASANA 199
maya 13
  ilusão 13
mergulho profundo 109
mudra 130
  ashvini 130
  vajroli mudra 131

N

NATARAJASANA 187
Natureza 121
natureza fundamental 13
Niyama 11
  Inteligência Emocional 11
    a luz gere transformação 43

grande mistério 48
meu verdadeiro eu 45
traz satisfação 40
vivo a luz 36
nova terceira idade 67

O

onipresente 104

P

PARIVRITTA
      PARSVAKONASANA 180
PARIVRITTA
      TRIKONASANA 182
PARIVRITTA
      UTKATASANA 178
PARSVAKONASANA 153
PARSVA URDHVA
      HASTASANA 142
PASCHIMOTTANASANA 254
Patanjali 20
  Ioga Sutras 20
pertencimento 32
PHALAKASANA 205
Pranayama 12
  Energia Vital 12
    criação viva e que respira 79
    fluxo da vida 68
    minha energia para
        onde for 78
    minhas energias para a luz 75
    respiração energiza mente e
        corpo 72
PRASARITA
      PADDOTTANASANA 164
Pratyahara 12
  Permanecendo na Luz 12
    acolho a luz 84
    compartilho uma

consciência 90

me libertei 87

permito que a luz me
encontre 98

vibro no campo da luz 94

pressão arterial 72

problemas emocionais 40

R

Rabindranath Tagore 100

Raja Ioga 19

relações desagradáveis 37

resiliência 60

resiliente 62

respiração 126

nadis 126

sukha 126

RESTAURADORAS/
RELAXANTES 256

rishis 121

S

sabedoria 56

sabedoria do corpo 55

SALABHASANA 214

SALAMBA SIRSASANA 223

salto quântico 115

samskaras 40

marcas do passado 40

Santosha 51

satisfação 51

SARVANGASANA 227

Satya 34

verdade 34

Saucha 51

corpo 51

espírito 51

mente 51

SAUDAÇÃO AO SOL 171

SURYA NAMASKAR A 174

SURYA PRANA 172

saúde cardiovascular 72

SAVASANA 261

segurança 32

senso de identidade 27

SENTADAS E ALONGADAS
PARA A FRENTE 247

sentimentos positivos 35

SETU BANDHA
SARVANGASANA 218

shariras 122

karana sharira 123

sthula sharira 123

sukshma sharira 123

SIMPLES EM PÉ 135

SIRSASANA 225

SOB QUATRO MEMBROS 196

SUKHASANA 241

suprimir 27

SUPTA KAPOTASANA 237

Svadhyaya 51

autorreflexão 51

T

TADASANA 136

Tao Te Ching 104

Tapas 51

autodisciplina 51

determinação 51

TORÇÕES SENTADAS 231

transcendência 106

TRIKONASANA 155

U

UPAVISTHA KONASANA 252

URDHVA HASTASANA 138

URDHVA MUKHA
SVANASANA 212

USTRASANA 220
UTKATASANA 140
UTTANASANA 169
UTTHAN PRISTHASANA 159
UTTHITA HASTA
        PADANGUSTASANA 189

V

vayus 128
  Apana 129
  Prana 129
  Samana 129
  Udana 129
  Vyana 129
vergonha 41
vida emocional 41
vida em plenitude 27
videntes 104
VIPARITA KARANI 259
VIPARITA
        VIRABHADRASANA 151
VIRABHADRASANA 1 147

VIRABHADRASANA 2 149
VIRABHADRASANA 3 191
VRIKSHASANA 185
vritti 13
  atividade mental 13
VYAGHRASANA 201

Y

Yama 11
  Inteligência Social 11
      abraço a minha plenitude 25
      cada dia como uma nova
          realidade 28
      confio na verdade 23
      crio a paz 20
      necessidade de segurar 31
Yoga Sutras 13
Yoga Sutras de Patanjali 122
yuj 121
  atrelar 121
  jugar 121

SOBRE OS AUTORES

Deepak Chopra

Deepak Chopra, MD, FACP, fundador da Fundação Chopra (uma entidade sem fins lucrativos para pesquisa sobre bem-estar e humanitarismo) e da Chopra Global (uma empresa de saúde moderna na intersecção da ciência e espiritualidade), é um pioneiro renomado em medicina integrativa e transformação pessoal. Chopra é professor clínico de medicina familiar e saúde pública na Universidade da Califórnia, em San Diego, e atua como cientista sênior da Gallup Organization. Ele é autor de mais de 90 livros traduzidos para 43 idiomas, incluindo vários best-sellers do *New York Times*. A revista *Time* descreveu o Dr. Chopra como "um dos 100 maiores heróis e ícones do século".

Sarah Platt-Finger

Sarah Platt-Finger é diretora de ioga da Chopra Global e cofundadora da ISHTA Yoga, LLC. Deepak Chopra denominou Sarah como "uma extraordinária professora de ioga que apelou enormemente para o meu bem-estar". Ela recebeu sua certificação de quinhentas horas na linhagem ISHTA em 2004 e foi iniciada como mestre de ioga em 2013. Desde então, Sarah fez do compartilhamento de ensinamentos autênticos de ioga em todo o mundo o propósito de sua vida. Ela acredita que a prática de ioga pode ser usada como um microcosmo para a realidade que criamos fora do tatame, e que uma consciência mais profunda de nossos padrões físicos, mentais e emocionais pode nos aproximar da essência de nosso ser. Sarah ensina uma prática corporificada e afirmativa que encoraja a cura, a transformação e a autodescoberta.

Sempre uma aspirante, ela considera a maternidade sua maior prática espiritual.

Sarah atualmente mora em Boca Raton, na Flórida, com seu marido, Yogiraj Alan Dedo; sua filha, Satya; e seus cachorros, Malcolm e Thomas. Ela dá aulas semanais online, cumprindo sua missão de ajudar os outros a encontrar um lar dentro de si.

EDITORA ALAÚDE

CONHEÇA OUTROS LIVROS

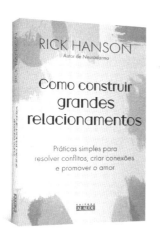

50 MANEIRAS DE MELHORAR SUA INTERAÇÃO COM OS OUTROS EM CASA E NO TRABALHO.

Fundamentado na ciência do cérebro e na psicologia clínica, mas permeado pela sabedoria ancestral das práticas contemplativas, *Como construir grandes relacionamentos*, oferece 50 habilidades fundamentais, entre as quais: como se convencer de que você realmente merece ser bem tratado, como se comunicar efetivamente, como permanecer centrado para que os conflitos não o abalem demais e como ver o bem nos outros (mesmo quando eles dificultam).

Relacionamento Saudável

Autoajuda

Todas as imagens são meramente ilustrativas.

SE FOSSE FAZER APENAS UMA COISA PARA TRANSFORMAR SUA SAÚDE, O QUE SERIA?

Todos queremos maneiras rápidas e fáceis de melhorar nossa saúde, mas quando se trata de dieta, condicionamento físico e bem-estar, pode ser difícil separar os fatos dos modismos. Dr. Mosley traz à luz pequenas coisas que você pode introduzir em sua rotina diária que terão um grande impacto em sua saúde mental e física.

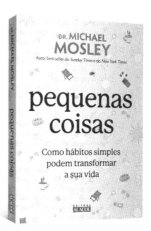

Transformação pessoal

Vida Fitness

Este livro foi impresso nas oficinas gráficas da Editora Vozes Ltda.,
Rua Frei Luís, 100 – Petrópolis, RJ.